RAJA YOGA
SWAMI VIVEKANANDA

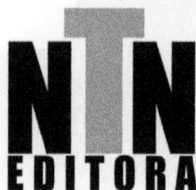

NTN EDITORA

Copyright © EditoraNTN 2022

Tradução por Fernando Mendes de Sousa

Primeira edição

ISBN 978-1-926716-66-4

Design por EditoraNTN

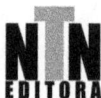

NTN EDITORA

CADA ALMA É POTENCIALMENTE DIVINA.

O OBJECTIVO É MANIFESTAR ESTE DIVINO
ÍNTIMO, CONTROLANDO A NATUREZA,
EXTERNA E INTERNA.

FAZÊ-LO, SEJA PELO TRABALHO, OU CULTO, OU
CONTROLO PSÍQUICO, OU FILOSOFIA, POR UM,
OU MAIS, OU TODOS ESTES – E SER LIVRE.

ISTO É O TODO DA RELIGIÃO.
DOUTRINAS, OU DOGMAS, OU RITUAIS, OU
LIVROS OU TEMPLOS, OU FORMAS, SÃO APENAS
DETALHES SECUNDÁRIOS.

Prefácio do Autor

DESDE o início da História, vários fenómenos extraordinários foram registados como factos entre os seres humanos. Testemunhos não faltam nos tempos modernos para atestar o facto de tais eventos, mesmo em sociedades que vivem sob a plena luz da ciência moderna. A vasta massa de tais evidências não é confiável, vinda de pessoas ignorantes, supersticiosas ou fraudulentas. Em muitos casos os chamados milagres são imitações. Mas o que eles imitam? Não é sinal de uma mente sincera e científica deitar fora qualquer coisa sem a devida investigação. Os cientistas de superfície, incapazes de explicar os vários fenómenos mentais extraordinários, esforçam-se para ignorar a sua real existência. Eles são, portanto, mais culpados do que aqueles que pensam que as suas orações são respondidas por um ser, ou seres, acima das nuvens; ou do que aqueles que acreditam que as suas preces farão com que tais seres mudem o curso do universo. Os últimos têm a desculpa da ignorância, ou pelo menos de um falso sistema de educação na sua infância, que os ensinou a depender de tais seres para auxílio, e esta dependência não se tornou parte da sua natureza degenerada. Os primeiros não têm essa desculpa.

Por milhares de anos tais fenómenos foram investigados, estudados e generalizados, todo o fundamento da faculdade religiosa do homem foi analisado, e o resultado prático é a ciência do *Raja Yoga*. O *Raja Yoga* não nega, apesar da maneira imperdoável de alguns cientistas modernos, a existência de factos que são muito difíceis de explicar; por outro lado, gentilmente, ainda que em termos inequívocos, diz aos supersticiosos que milagres e respostas a orações e poderes de fé, embora verdadeiros como factos, não se tornam compreensíveis através da explicação supersticiosa de atribuí-los ao arbítrio de um ser, ou seres, acima das nuvens. Declara para a humanidade que cada ser é apenas um canal para o infinito oceano de conhecimento e poder que está por detrás. Ensina que os desejos estão no homem, que o poder do suprimento também está no homem; e que, algures no passado, um desejo, uma necessidade, uma oração, tenham sido cumpridos, foi deste depósito infinito que veio a provisão, e não de qualquer ser sobrenatural. A ideia de seres sobrenaturais pode despertar até certo ponto o poder da acção no homem, mas também traz decadência espiritual. Isto traz dependência; isto traz medo; isto traz superstição. Ela degenera numa crença horrível na fraqueza natural do homem. Não há sobrenatural, diz o Yogi, mas há na Natureza manifestações grosseiras e manifestações subtis. As subtis são as causas, as grosseiras são os efeitos. O grosseiro pode ser facilmente percebido pelos sentidos; o subtil não tanto. A prática do *Raja Yoga* levará à aquisição das percepções mais subtis.

Todos os sistemas ortodoxos da filosofia Indiana têm um objectivo em vista: a libertação da alma através da perfeição. O método é por Yoga. A palavra *Yoga* cobre um imenso terreno, mas tanto as escolas *Sankhya* quanto as Vedantistas apontam para o Yoga de uma forma ou de outra.

O assunto das primeiras lições no presente livro é aquela forma de Yoga conhecida como *Raja Yoga*. Os aforismos de Patanjali são a mais alta autoridade e o compêndio sobre *Raja Yoga*. Os outros filósofos, apesar de ocasionalmente diferirem de Patanjali em algum aspecto filosófico, em regra, acederam ao seu método de prática com um decidido consentimento. A primeira parte deste livro é composta de várias palestras para aulas ministradas pelo presente escritor em Nova Iorque.

A segunda parte é uma tradução bastante livre dos aforismos (Sutras) de Patanjali, com comentários. São feitos esforços para evitar tecnicismo, tanto quanto possível, e para manter o estilo livre e fácil de conversação. Na primeira parte, algumas instruções simples e específicas são dadas para o estudante que quer praticar, mas todos são lembrados de forma especial e sincera que, com poucas excepções, o Yoga só pode ser aprendido com segurança pelo contacto directo com um professor. Se estas conversas conseguirem despertar o desejo de mais informações sobre o assunto, não faltará o professor.

O sistema de Patanjali é baseado no sistema dos *Sankhyas*, sendo muito poucos os pontos de diferença.

As duas diferenças mais importantes são, primeiro, que Patanjali admite um Deus Pessoal na forma de um primeiro professor, enquanto o único Deus que os *Sankhyas* admitem é um ser quase perfeito, temporariamente encarregado de um ciclo. Em segundo lugar, os Yogis mantêm a mente igualmente permeável à alma, ou *Purusha*, e os *Sankhyas* não.

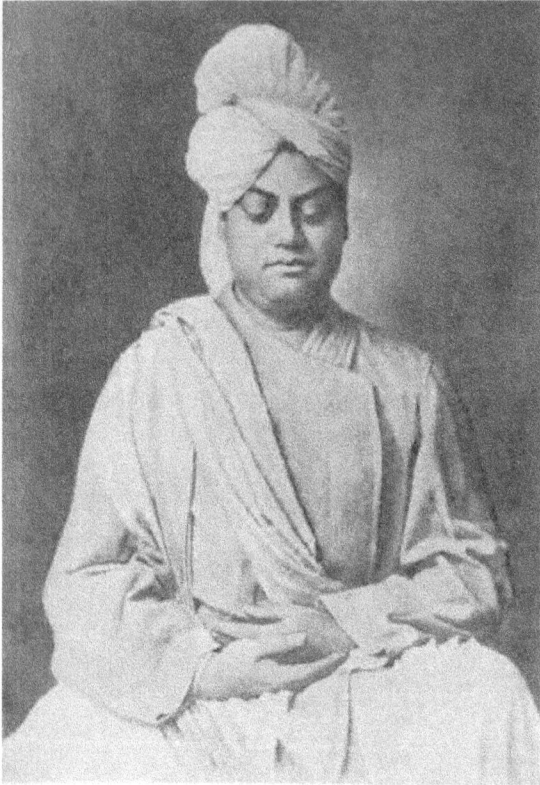

O AUTOR

RAJA YOGA

OU

CONQUISTANDO A NATUREZA INTERNA

CONTEÚDO

I

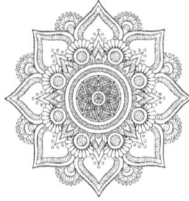

Preâmbulo

TODO o nosso conhecimento é baseado na experiência. O que chamamos de conhecimento inferencial, no qual passamos do menos geral para o mais geral, ou do geral para o particular, tem a experiência como base. Nas chamadas ciências exactas, as pessoas encontram facilmente a verdade porque isto apela à experiência particular de cada ser humano. O cientista não diz para acreditar em qualquer coisa, mas ele tem certos resultados que vêm das suas próprias experiências, e raciocina sobre elas. Quando ele nos pede para acreditar nas suas conclusões, ele apela para alguma experiência universal da humanidade. Em toda a ciência exacta existe uma base universal que é comum a toda a humanidade, de modo que podemos ver imediatamente a verdade ou a falácia das conclusões tiradas daí. Agora, a questão é: a religião tem tal base ou não? Terei que responder à pergunta tanto no afirmativo quanto no negativo. A religião, como é geralmente ensinada em todo o mundo, é baseada na fé e crença, e, na maioria dos casos, consiste apenas em diferentes conjuntos de teorias, e esta é a razão pela qual encontramos todas estas várias religiões lutando entre si.

Estas teorias, novamente, são baseadas na crença. Um homem diz que há um grande Ser sentado acima das nuvens que governa todo o universo, e ele exige que se acredite nisso, unicamente sob a autoridade da sua afirmação. Da mesma forma, posso ter as minhas próprias ideias e procuro convencer os outros a acreditar, e, se eles perguntarem qual a razão, eu não poderei fornecê-la. É por isso que a religião e a filosofia metafísica têm, hoje em dia, má reputação. Todo homem instruído parece dizer: "Oh, estas religiões são apenas feixes de teorias sem qualquer padrão para julgar as ideias próprias de cada homem." Ao mesmo tempo devo dizer-vos que existe uma base de crença universal na religião, governando todas estas diferentes teorias e todas as ideias variadas de diferentes seitas de homens em diferentes países. Indo para a base delas descobrimos que também são baseadas em experiências universais.

Em primeiro lugar vou pedir-vos para analisarem todas as várias religiões do mundo. Vós descobrireis que elas estão divididas em duas classes, aquelas com um livro e aquelas sem um livro. Aquelas com um livro são as mais fortes e têm o maior número de seguidores. Aquelas sem livros extinguiram-se em grande parte, e as poucas sobreviventes têm muito poucos seguidores. No entanto em todas elas encontramos um consenso de opinião, de que as verdades que ensinam são os resultados das experiências de determinadas pessoas. O Cristão pede que se acredite na sua religião, que se acredite em Cristo e que se acredite Nele como a incarnação de Deus, que se acredite em Deus, numa alma e num estado melhor dessa alma. Se eu lhe pedir razões, ele diz: "Não, isto é a minha crença". Mas se vós fordes à fonte do Cristianismo, descobrireis que ela é baseada na experiência. Cristo disse que viu Deus; os discípulos disseram que sentiam Deus; e assim por diante. Similarmente, no Budismo, é a experiência de Buda—Ele experimentou certas verdades, viu-as, entrou em contacto com elas e pregou-as ao mundo. Assim com os Hindus—no seu livro, os escritores, que são chamados Rishis, ou sábios, declaram ter experienciado certas verdades, e pregam-nas. Portanto, é claro que todas as religiões do mundo foram construídas sobre aquele fundamento universal e adamantino de todo o nosso conhecimento—a experiência directa. Todos os mestres viram Deus; todos viram as suas próprias almas, viram a sua eternidade, viram o seu futuro e viram o que pregavam. Só existe esta diferença, que na maioria destas religiões, especialmente nos tempos modernos, uma reivindicação peculiar é colocada diante de nós, e essa afirmação é que tais experiências são impossíveis nos dias de hoje. Elas só foram possíveis com alguns homens, que foram os primeiros fundadores das religiões, as quais posteriormente levaram os seus nomes. Actualmente, estas experiências tornaram-se obsoletas e, portanto, temos agora que aceitar a religião com base na crença. Isso eu nego totalmente. Se houve um caso de experiência neste mundo em qualquer ramo particular do conhecimento, segue-se absolutamente que essa experiência foi possível milhões de vezes antes, e será repetida eternamente. A uniformidade é a lei rigorosa da natureza; o que aconteceu uma vez pode acontecer sempre.

Os professores da ciência do Yoga, consequentemente, declaram que a religião não se baseia apenas nas experiências dos tempos antigos, mas que ninguém pode ser religioso até ter as mesmas percepções. Yoga é a ciência que nos ensina a obter estas percepções. É inútil falar sobre religião até que alguém a tenha sentido. Por que há tanta perturbação, tantas lutas e disputas em nome de Deus? Houve mais derramamento de sangue em nome de Deus do que por qualquer outra causa, e a razão é que as pessoas nunca foram à fonte original; estavam contentes apenas em dar um assentimento mental aos costumes dos seus antepassados e queriam que os outros fizessem o mesmo. Que direito tem um homem para dizer que ele tem uma alma se ele não a sente, ou que existe um Deus se ele não O vê? Se existe um Deus devemos vê-Lo, se existe uma alma devemos percebê-la; caso contrário é melhor não acreditar. É melhor ser um ateu extrovertido do que um hipócrita. A ideia moderna, de um lado, com os "instruídos", é a de que a religião e a metafísica, e toda a busca de um Ser Supremo, é fútil; do outro lado, com os semi-educados, a ideia parece ser a de que estas coisas realmente não têm base, que o seu único valor consiste no facto de serem forças motivadoras para fazer o bem ao mundo. Se os homens acreditam numa Divindade, eles podem tornar-se bons e morais, e assim bons cidadãos. Não podemos culpá-los por terem tais ideias, visto que todo o ensino que estes homens recebem é simplesmente acreditar numa eterna confusão de palavras, sem qualquer substância por detrás delas. Eles são convidados a viver de acordo com as palavras; poderiam eles fazer isso? Se eles pudessem, eu não deveria ter o menor respeito pela natureza humana. O homem quer a verdade, quer experimentar a verdade por si mesma, percebê-la, compreendê-la, senti-la no coração; então sozinho, afirmado nos Vedas, todas as dúvidas desaparecerão, toda a escuridão será dispersa e toda a perversidade será endireitada. "Ó filhos da imortalidade, mesmo aqueles que vivem na esfera mais alta, o caminho é encontrado; há uma saída para toda essa escuridão, e que é percebendo Aquele que está além de todas as trevas, e não há outro caminho."

A ciência do *Raja Yoga* propõe colocar à frente da humanidade um método prático e cientificamente elaborado para alcançar esta verdade. Em primeiro lugar, toda a ciência deve ter o seu próprio método de investigação. Se quiserdes tornar-vos astrónomos, sentai-vos e clamai "Astronomia, Astronomia!" Isso nunca vos chegará. O mesmo com a química. Um determinado método deve ser seguido. Deveis ir ao laboratório, pegar em diferentes substâncias, misturá-las, combiná-las, experimentá-las e, daí, virá um conhecimento de química. Se quereis ser astrónomos, deveis ir ao observatório, usar um telescópio, estudar as estrelas e planetas, e então tornar-vos-eis astrónomos. Cada ciência deve ter os seus próprios métodos. Eu poderia pregar-vos milhares de sermões, mas eles não vos fariam religiosos até que vós primeiramente praticásseis o método. Estas são as verdades dos sábios de todos os países, de todas as idades, homens puros e altruístas, que não tinham motivo senão fazer o bem ao mundo. Todos eles declaram que encontraram alguma verdade maior do que a que os sentidos nos podem trazer, e desafiam a verificação. Eles dizem-vos, tomai o método e praticai honestamente, e então, se não encontrardes esta verdade mais elevada, tereis o direito de dizer que não há verdade na afirmação, mas enquanto não fizerdes isso, estais a ser irracionais ao negar a verdade destas afirmações. Portanto, devemos trabalhar fielmente, usando os métodos prescritos, e a luz virá.

Na aquisição de conhecimento fazemos uso da generalização, e a generalização é baseada na observação. Primeiramente observamos os factos, depois generalizamos e depois extraímos as nossas conclusões ou princípios. O conhecimento da mente, da natureza interna do homem, não pode ser obtido até que tenhamos o poder de primeiro observar os factos que estão ocorrendo dentro de nós. É muito fácil observar factos no mundo externo, e muitos milhares de instrumentos foram inventados para observar cada ponto da natureza, mas no mundo interno não encontramos nenhum instrumento para nos ajudar. No entanto, sabemos que devemos observar para ter uma ciência real. Sem uma análise adequada, qualquer ciência ficará sem solução, meramente teorizando, e é por isso que todos os psicólogos têm altercado entre si desde o início dos tempos, excepto aqueles poucos que descobriram os meios de observação.

A ciência do *Raja Yoga*, em primeiro lugar, propõe dar aos homens um meio de observar os estados internos, e o instrumento é a própria mente. O poder da atenção da mente, quando devidamente orientado e direccionado para o mundo interno, analisará a mente e iluminará os factos para nós. Os poderes da mente são como raios de luz sendo dissipados; quando eles estão concentrados, eles iluminam tudo. Esta é a única fonte de conhecimento que temos. Todo o mundo usa isso, tanto no mundo externo quanto no interno, mas, para o psicólogo, esta observação minuciosa que o homem científico pode lançar sobre o mundo externo terá que ser lançada no mundo interno, e isto requer muita prática. Desde a nossa infância, fomos ensinados apenas a prestar atenção às coisas externas, nunca a prestar atenção às coisas internas, e a maioria de nós quase perdeu a faculdade de observar o mecanismo interno. Para transformar a mente, por assim dizer, dentro, impedi-la de sair, e então concentrar todos os seus poderes, e atirá-los sobre a própria mente, a fim de que possa conhecer a sua própria natureza, analisar a si mesma, é um trabalho muito árduo. Contudo é o único caminho para qualquer coisa que venha a ser assunto de abordagem científica

Qual é o uso de tal conhecimento? Em primeiro lugar, o conhecimento em si é a maior recompensa do conhecimento e, em segundo lugar, também há utilidade nele. Isto afastar-nos-á da miséria. Quando, analisando a sua própria mente, o homem vê-se face a face, por assim dizer, com algo que nunca é destruído, algo que é, por sua própria natureza, eternamente puro e perfeito, ele não será mais miserável, não mais infeliz. Toda a miséria vem do medo, do desejo insatisfeito. O Homem descobrirá que nunca morre e não mais terá medo da morte. Quando ele sabe que é perfeito, ele não terá mais desejos vãos, e ambas as causas estando ausentes, não haverá mais miséria— haverá perfeita beatitude, mesmo enquanto estiver neste corpo.

Há apenas um método para alcançar este conhecimento, o qual é chamado de concentração. O químico no seu laboratório concentra todas as energias da sua mente num foco, e as expele sobre os materiais que ele está a analisar, e assim descobre os seus segredos. O astrónomo concentra todas as energias da sua mente e projecta-as através do seu telescópio nos céus; e as estrelas, o sol, e a lua, entregam-lhe os seus segredos. Quanto mais eu puder concentrar os meus pensamentos no assunto sobre o qual vos falo, mais luz eu posso lançar sobre ele. Estais a ouvir-me, e quanto mais concentrais os vossos pensamentos, mais claramente ides entender o que eu tenho a dizer.

Como todo este conhecimento no mundo foi ganho senão pela concentração dos poderes da mente? A natureza está pronta para abrir mão dos seus segredos, se soubermos apenas bater, dar-lhe o golpe necessário, e o vigor e a força do golpe virão pela concentração. Não há limite para o poder da mente humana. Quanto mais concentrado estiver, mais poder será exercido num ponto, e isso é o segredo.

É mais fácil concentrar a mente em coisas externas. A mente naturalmente vai para o exterior; mas, no caso da religião, da psicologia ou da metafísica, o sujeito e o objecto são um só. O objecto é interno, a mente em si é o objecto, e é necessário estudar a própria mente, a mente estudando a mente. Sabemos que existe o poder da mente chamado reflexivo. Estou a falar contigo; ao mesmo tempo está do lado de fora, por assim dizer, uma segunda pessoa, sabendo e ouvindo o que estou a dizer. Tu trabalhas e pensas ao mesmo tempo, outra parte da tua mente está ao lado e vê o que estás a pensar. Os poderes da mente devem ser concentrados e voltados para si mesmos, e como os lugares mais escuros revelam os seus segredos diante dos raios penetrantes do sol, assim também esta mente concentrada penetra nos seus segredos mais íntimos. Deste modo chegaremos à base da crença, a verdadeira religião genuína. Vamos perceber por nós mesmos se temos almas, se a vida é de cinco minutos, ou de eternidade, se existe um Deus no universo ou nenhum. Tudo será revelado para nós. Isto é o que o *Raja Yoga* propõe ensinar. O objectivo de todo o seu ensino é como concentrar a mente, de seguida como descobrir os factos em nossas próprias mentes, depois como generalizar esses factos e formar as nossas próprias conclusões a partir deles. Portanto, nunca perguntar qual é a nossa religião, se somos Deístas, ou Ateus, ou Cristãos, Judeus ou Budistas. Nós somos seres humanos; isso é suficiente. Todo ser humano tem o direito e o poder de buscar a religião; todo ser humano tem o direito de perguntar o porquê, e ter a sua pergunta respondida por ele mesmo, se ele se der ao trabalho.

Até agora, então, vemos que no estudo deste *Raja Yoga* não é necessária fé ou crença. Não acredites em nada, até que descubras por ti mesmo; é isso que nos ensina. A verdade não precisa de apoio para fazer isso acontecer. Pretendes dizer que os factos do nosso estado desperto requerem algum sonho ou imaginação para prová-los? Certamente não. Este estudo do *Raja Yoga* leva muito tempo e prática constante. Uma parte desta prática é física, mas a parte principal dela é mental. À medida que avançamos descobriremos quão intimamente a mente está conectada com o corpo. Se acreditamos que a mente é simplesmente uma parte mais fina do corpo e que a mente age sobre o corpo, do mesmo modo o corpo deve agir sobre a mente. Se o corpo está doente, a mente também fica doente. Se o corpo é saudável, a mente permanece saudável e forte. Quando alguém está com raiva, a mente fica perturbada; ao mesmo tempo, quando a mente é perturbada, o corpo também fica perturbado. Com a maior parte da humanidade a mente está inteiramente sob o controlo do corpo; a mente é muito pouco desenvolvida. A grande maioria da humanidade, se gentilmente me desculpar, é muito pouco distante dos animais. Não só isso, mas, em muitos casos, o poder de controlo é muito menor do que o dos animais inferiores. Nós temos muito pouco comando das nossas mentes. Portanto, para trazer esse comando, ter esse controlo sobre o corpo e a mente, precisamos de tomar certas ajudas físicas e, quando o corpo estiver suficientemente controlado, podemos tentar manipular a mente. Através da manipulação da mente, poderemos colocá-la sob o nosso controlo, fazê-la funcionar como quisermos e forçá-la a concentrar os seus poderes como desejamos.

De acordo com o *Raja Yoga*, todo este mundo externo é apenas a forma grosseira do interno, ou subtil. O mais fino é sempre a causa e o mais grosseiro o efeito. Portanto, o mundo externo é o efeito e o interno a causa. Da mesma forma, as forças externas são simplesmente as partes mais grosseiras, das quais as forças internas são as mais subtis. Aquele que descobriu e aprendeu a manipular as forças internas irá colocar toda a natureza sob o seu controlo. O Yogi propõe a si mesmo nada menos do que a tarefa de dominar todo o universo, controlar toda a natureza. Ele quer chegar ao ponto, ao qual nós chamamos de "leis da natureza", onde não terão influência sobre ele, onde ele será capaz de ir além de todas elas. Ele será o mestre de toda a natureza, interna e externa. O progresso e a civilização da raça humana é simplesmente controlar esta natureza.

Várias raças diferem nos seus processos. Assim como na mesma sociedade alguns indivíduos querem controlar a natureza externa, e outros querem controlar a natureza interna, também, entre as raças, algumas querem controlar a natureza externa, e outras a interna. Alguns dizem que controlando a natureza interna controlamos tudo; outros que controlando a natureza externa controlamos tudo. Levado ao extremo ambos estão certos, porque não há nem interno nem externo. É uma limitação fictícia que nunca é real. Ambos estão destinados a se encontrarem no mesmo ponto, os externalistas e os internalistas, quando ambos atingem o extremo do seu conhecimento. Assim como o médico, quando leva o seu conhecimento aos seus limites, encontra-se a derreter na metafísica, de tal modo o metafísico descobrirá que o que ele denomina de mente e matéria são apenas distinções aparentes, as quais terão de desaparecer para sempre.

O fim e objectivo de toda a ciência é encontrar uma unidade, aquela da qual toda esta variedade está a ser fabricada, aquela da qual existem tantas. O *Raja Yoga* propõe partir do mundo interno para estudar a natureza interna e, através disso, controlar o todo—interno e externo. É uma tentativa muito antiga. A Índia tem sido a sua fortaleza especial, mas também foi tentado por outras nações. Nos países ocidentais pensa-se que seja misticismo. As pessoas que queriam praticá-lo foram queimadas ou mortas como bruxas e feiticeiras, e na Índia, por várias razões, caiu nas mãos de pessoas que destruíram 90% do conhecimento, e daquela porção que permaneceu tentaram fazer um grande segredo. Nos tempos modernos muitos dos assim chamados mestres surgiram em pior estado do que os da Índia, porque estes últimos sabiam alguma coisa, enquanto estes representantes modernos não.

Qualquer coisa que seja secreta ou misteriosa nestes sistemas de Yoga deve ser imediatamente rejeitada. O melhor guia da vida é a força. Na religião, como em tudo, descartai o que vos enfraquece, não tenhais nada que ver com isso. Todo o comércio do mistério enfraquece o cérebro humano. Através dele esta ciência do Yoga foi quase destruída, mas é realmente uma das mais grandiosas ciências. Desde que foi descoberta, há mais de 4000 anos, foi perfeitamente delineada, formulada e pregada na Índia, e é um facto marcante que, quanto mais moderno o comentador maiores são os erros que ele comete. Quanto mais antigo o escritor mais racional ele é. Assim caiu nas mãos de poucas pessoas que fizeram disto um segredo, em vez de deixar cair o pleno brilho da luz do dia e da razão sobre isto, guardando os poderes para si mesmas.

Em primeiro lugar, não há mistério no que eu prego. O pouco que sei eu vou dizer-vos. Até onde eu puder raciocinar, eu o farei, mas o que eu não sei, eu simplesmente vos direi que é o que os livros dizem. É errado acreditar cegamente. Vós deveis exercitar a vossa própria razão e julgamento; deveis praticar e ver se as coisas acontecem ou não. Assim como vos dedicarias a qualquer outra ciência de natureza material, exactamente da mesma maneira deveis levar esta ciência para estudo. Não há mistério nem perigo nisso. Tanto quanto é verdade deve ser pregado nas ruas públicas, em plena luz do dia. Qualquer tentativa de mistificar estas coisas é geradora de grande perigo.

Antes de continuar, falarei um pouco da Filosofia *Sankhya*, na qual o *Raja Yoga* se baseia. De acordo com esta filosofia, a percepção vem através de instrumentos, *exempli gratia* (por exemplo), os olhos; os olhos transportam-na para os órgãos, os órgãos para a mente, a mente para a faculdade determinativa, daqui o *Purusha* (a alma) recebe-a e dá a ordem de volta, digamos assim, e assim por diante em todos estes estágios. Desta forma são recebidas sensações. Com a excepção do *Purusha* todas estas são materiais, mas a mente é de material muito mais fino do que os instrumentos externos. Aquele material do qual a mente é composta torna-se mais grosseiro, e torna-se o que é chamado de *Tanmatras*. Isto torna-se ainda mais grosseiro e forma o material externo. Essa é a psicologia do *Sankhya*. De modo que, entre o intelecto e a matéria mais grosseira do lado de fora, há apenas uma diferença em grau. O *Purusha* é a única coisa que é imaterial. A mente é um instrumento nas mãos da alma, digamos assim, através da qual a alma captura objectos externos. Esta mente está constantemente a mudar e a vacilar, e pode ligar-se a vários órgãos, a um ou a nenhum. Por exemplo, se eu ouço o relógio com muita atenção, porventura, eu não verei nada, embora os meus olhos possam estar abertos, mostrando que a mente não estava ligada ao órgão da vista, contudo estava ligada ao órgão auditivo. E a mente, da mesma forma, pode ser ligada a todos os órgãos simultaneamente. Esta mente tem o poder reflexivo de olhar para as suas próprias profundezas. Este poder reflexivo é o que o Yogi deseja alcançar; concentrando os poderes da mente e voltando-os para dentro, ele procura saber o que está a acontecer lá dentro. Não há nisto qualquer questão de mera crença; é a análise de certos filósofos. Os fisiologistas modernos dizem que os olhos não são os órgãos da visão, mas que os órgãos estão no centro nervoso do cérebro e, portanto, com todos os sentidos; e eles também dizem que estes centros são formados pelo mesmo material que o próprio cérebro. De tal modo também os *Sankhyas* vos dirão, mas uma é a afirmação do lado físico e a outra do lado psicológico; ainda que ambas sejam iguais. Além disso temos que demonstrar.

O Yogi propende-se a alcançar esse estado de percepção no qual ele pode perceber todas estas coisas. Deve haver percepção mental de todos os diferentes estados. Nós perceberemos como a sensação viaja, e como a mente a recebe, como vai para a faculdade determinativa, e como é dada ao *Purusha*. Dado que cada ciência requer certos preparativos, posto que cada ciência tem o seu próprio método, enquanto não seguirmos esse método nunca poderemos entender essa ciência; assim é no *Raja Yoga*.

Certos regulamentos quanto à comida são necessários; devemos usar o alimento que produz a mente mais pura. Se entrardes num jardim zoológico, vereis que isso é demonstrado imediatamente. Olhais para os elefantes, animais enormes mas calmos e gentis; e se fordes para as jaulas dos leões e tigres, achá-los-eis inquietos, mostrando quanta diferença tem sido produzida através da comida. Todas as forças que trabalham no corpo beneficiam-se da comida; nós vemos isso todos os dias. Se começardes a jejuar, primeiro o corpo ficará fraco, a força física diminuirá; então, depois de alguns dias, a força mental também diminuirá. Fundamental, a memória falhará. Então chega um momento em que não conseguis pensar, muito menos seguir qualquer curso de raciocínio. Temos, por isso, que cuidar do tipo de alimento que comemos no início, e quando tivermos força suficiente, quando a nossa prática estiver bem avançada, não precisaremos de ser tão cuidadosos a esse respeito. Enquanto a planta está a crescer, ela deve ser cercada, para não ser ferida; mas quando se torna uma árvore, o resguardo é retirado; é suficientemente forte para suportar todos os ataques.

Um Yogi deve evitar os dois extremos, o do luxo e o da austeridade. Ele não deve jejuar ou torturar a sua carne; aquele que faz isso, diz o Gita, não pode ser um Yogi; aquele que fica acordado; aquele que dorme muito; aquele que trabalha demais; aquele que não trabalha; nenhum destes pode ser Yogi.

II

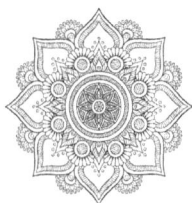

Os Primeiros Passos

RAJA YOGA é dividido em oito etapas. A primeira é *Yama*—não matar, veracidade, não roubar, abstinência e não aceitar presentes. A próxima é *Niyama*—limpeza, contentamento, mortificação, estudo e auto-entrega a Deus. Depois vem *Asana*, ou postura; *Pranayama*, ou controlando as forças vitais do corpo; *Pratyahara*, ou fazendo a mente introspectiva; *Dharana* ou concentração; *Dhyana* ou meditação; e *Samadhi*, ou superconsciência. O *Yama* e *Niyama*, como vemos, são práticas morais; sem estas como base, nenhuma prática de Yoga terá sucesso. À medida que estas práticas se estabelecem, o Yogi começará a perceber os frutos do seu trabalho; sem estas, nunca terá frutos. Um Yogi não deve pensar em ferir alguém, seja por pensamento, palavra ou acção, e isso aplica-se não apenas ao homem mas a todos os animais. A misericórdia não deve ser somente para os homens, mas deve ir além e abraçar o mundo inteiro.

O próximo passo é o *Asana*, postura; uma série de exercícios, físicos e mentais, deve ser feita todos os dias, até que certos estados mais elevados sejam alcançados. Portanto, é absolutamente necessário que encontremos uma postura em que possamos permanecer por muito tempo. Aquela postura que é mais fácil para cada um é a postura a ser usada. Para um homem pode ser muito fácil pensar numa certa postura, porém isso pode ser muito difícil para outro. Mais adiante, descobriremos que, no estudo destas questões psicológicas, haverá uma boa quantidade de acções no corpo. As correntes nervosas terão que ser deslocadas e receber um novo canal. Novos tipos de vibrações começarão, todas as constituições serão remodeladas, por assim dizer. Mas a parte principal da acção vai estar ao longo da coluna vertebral, de modo que a única coisa necessária para a postura é manter a coluna vertebral livre, sentados erectos, segurando as três partes—o peito, pescoço e cabeça—numa linha recta. Deixai todo o peso do corpo ser suportado pelas costelas, e então tereis uma postura natural fácil, com a coluna recta. Vereis naturalmente que não se consegue pensar em considerações muito altas com o peito. Esta parte do Yoga é um pouco semelhante ao Hatha Yoga, o qual lida inteiramente com o corpo físico; o objectivo deste último é tornar o corpo físico muito forte. Não temos nada que ver com isso aqui, porque as práticas são muito difíceis e não podem ser aprendidas num dia e, afinal de contas, não levam a qualquer crescimento espiritual. Muitas dessas práticas encontram-se em Delsarte e em outros professores, como colocar o corpo em diferentes posturas, mas o objecto nelas é físico, não psicológico. Não há um músculo no corpo sobre o qual um homem não possa estabelecer um controlo perfeito; ele pode fazer com que o coração pare ou prossiga ao seu comando e, da mesma forma, cada parte do organismo pode ser feita para trabalhar a seu favor.

O resultado desta parte do Yoga é o de fazer os homens viverem por muito tempo; a saúde é a ideia principal, o único objectivo do Hatha Yogi. Ele está determinado a não adoecer, e ele nunca fica doente. Ele vive muito tempo; cem anos nada é para ele; ele é bem jovem e fresco quando tem 150 anos, sem um cabelo cinza. Mas é só isso. Uma árvore Banyan vive às vezes 5000 anos, todavia é uma árvore Banyan e nada mais. Então, se um homem vive por muito tempo, ele é apenas um animal saudável. Uma ou duas lições comuns dos Hatha Yogis são muito úteis. Por exemplo, há quem concorde que, para as dores de cabeça, se deva beber água fria pelo nariz logo que acordar; assim, ao longo do dia o vosso cérebro estará bem e nunca constipareis.

Isto é muito fácil de fazer; coloca-se o nariz na água e faz-se uma acção de bombear na garganta.

Depois de se ter aprendido a usar uma postura erecta e firme, tem que se executar, de acordo com certas escolas, uma prática denominada a purificação dos nervos. Esta parte foi rejeitada por alguns como não sendo favorável ao *Raja Yoga*. Mas como Sankaracharya, comentador de grande autoridade aconselha, eu acho que merece ser mencionada, e citarei as suas próprias direcções do seu comentário para o Svetasvatara Upanishad. "A mente cuja escória foi removida por *Pranayama* fica fixa em Brahman; portanto *Pranayama* é assinalado. Primeiro os nervos devem ser purificados, em seguida vem o poder de praticar *Pranayama*. Bloqueando a narina direita com o polegar, com a narina esquerda inspirando, de acordo com a capacidade; depois, sem intervalo, deitar fora o ar pela narina direita, fechando a esquerda. Novamente inspirando pela narina direita e expirando pela esquerda, de acordo com a capacidade; praticando isto três ou cinco vezes em quatro intervalos do dia, antes do amanhecer, durante o meio-dia, ao anoitecer, e à meia-noite, em quinze dias ou num mês a pureza dos nervos é atingida; então começa *Pranayama*.

A prática é absolutamente necessária. Podeis sentar-vos e ouvir-me a cada hora todos os dias, no entanto se não praticardes, não dareis um passo adiante. Tudo depende da prática. Nós nunca entendemos estas coisas até que as experimentemos. Teremos que ver e sentir por nós mesmos. Simplesmente ouvir explicações e teorias não funcionará. Existem várias obstruções para praticar. A primeira obstrução é um corpo insalubre; se o corpo não estiver num estado adequado, a prática será obstruída. Por isso temos que ter cuidado com o que comemos e bebemos, e com o que fazemos; usai sempre um esforço mental, o que usualmente é denominado "Ciência Cristã", para manter o corpo forte. Isso é tudo. Não devemos esquecer que a saúde é apenas um meio para um fim. Se a saúde fosse o fim, seríamos como animais; os animais raramente se tornam insalubres.

A segunda obstrução é a dúvida; sempre temos dúvidas sobre coisas que não vemos. O homem não pode viver de palavras, por mais que tente. Então, a dúvida surge-nos sobre se há alguma verdade nestas coisas ou não; até mesmo o melhor de todos nós duvidará às vezes. Com a prática, dentro de alguns dias, um pequeno vislumbre virá, o suficiente para vos dar encorajamento e esperança. Como um comentador da filosofia do Yoga diz: "Quando uma prova é realizada, por pequena que seja, isso nos dará fé em todo o ensinamento do Yoga." Por exemplo, após os primeiros meses de treino e ensino, começareis a descobrir que podeis ler os pensamentos de outra pessoa; eles virão até vós em forma de foto. Talvez escuteis algo acontecendo a uma grande distância, quando concentrais a mente e tentais fazê-lo. Esses vislumbres virão somente um pouquinho a princípio, porém o suficiente para vos dar fé, força e esperança. Por exemplo, se concentrardes os vossos pensamentos na ponta do nariz, em poucos dias começareis a cheirar a mais bela fragrância, e isso será suficiente para mostrar que existem certas percepções mentais que podem tornar-se óbvias sem o contacto de objectos físicos. Mas devemos sempre lembrar que esses são apenas os meios; o objectivo, o alvo, a finalidade de todo este treino é a libertação da alma. O controlo absoluto da natureza, e nada menos que isso, deve ser o objectivo. Nós devemos ser os mestres e não a natureza; nem o corpo nem a mente devem ser nosso mestre, e tampouco devemos esquecer que o corpo é mente, e o Eu não é o corpo.

Um deus e um demónio foram aprender sobre o Ser com um grande sábio. Eles estudaram com ele por um longo tempo e, finalmente, o sábio disse-lhes. "Tu mesmo és o ser que procuras." Ambos pensaram que os seus corpos eram o Ser. "Temos tudo," disseram, e os dois voltaram para o povo e disseram: "Aprendemos tudo o que deve ser aprendido; comei, bebei e sede felizes; nós somos o Ser; não há nada além de nós." A natureza do demónio era ignorante, obscurecida, de modo que ele nunca mais perguntou, mas estava perfeitamente satisfeito com a ideia de que ele era Deus, que o Ser significava o corpo. Mas o deus tinha uma natureza mais pura. Ele primeiramente cometeu o erro de pensar: "Eu, este corpo, sou Brahman, portanto mantenho-o forte, saudável e bem vestido, e dou-lhe todos os tipos de prazeres corporais." Mas, em poucos dias, ele descobriu que esse não poderia ser o significado do sábio, seu mestre; deve haver algo maior. Então ele voltou e disse: "Senhor, ensinou-me que este corpo é o Ser? Se sim, vejo todos os corpos morrerem; o Ser não pode morrer." O sábio disse: "Descobre; tu és Esse." Então o deus pensou que as forças vitais que trabalham o corpo eram o que o sábio declarava. Mas, depois de algum tempo, ele descobriu que, se comesse, essas forças vitais permaneciam fortes, porém, se ele andasse esfomeado, elas se tornariam fracas. O deus então voltou ao sábio e disse: "Senhor, quer dizer que as forças vitais são o Ser?" O sábio disse: "Descobre por ti mesmo; tu és Esse. O deus voltou mais uma vez e pensou que era a mente; talvez isso seja o Ser. Mas em poucos dias ele reflectiu que os pensamentos são tão variados; agora bom, agora mau; a mente é muito mutável para que seja o Ser. Ele voltou ao sábio e disse: "Senhor, não penso que a mente seja o Ser; quis dizer isso?" "Não," respondeu o sábio, "tu és Esse; descobre por ti mesmo." O deus voltou e, finalmente, descobriu que ele era o Ser, além de todo pensamento; Um, sem nascimento ou morte, a quem a espada não pode furar ou o fogo queimar, a quem o ar não pode secar ou a água derreter, o sem começo e sem nascimento, o imóvel, o intangível, o omnisciente, o Ser omnipotente, e que não era nem o corpo nem a mente, mas além de todos eles. Então ele ficou satisfeito mas o pobre demónio não entendeu a verdade, devido ao seu gosto pelo corpo.

Este mundo tem muitas destas naturezas demoníacas, mas tem algumas divinas também. Se alguém propõe ensinar qualquer ciência para aumentar o poder da sensação de prazer, ele encontra multidões prontas para isso. Se alguém se compromete a mostrar à humanidade a meta suprema, poucos se importam com isso. Poucos têm o poder de compreender o mais alto, menos ainda a paciência para alcançá-lo, mas alguns também sabem que, se o corpo for mantido por mil anos, o resultado será o mesmo no final. Quando as forças que o mantêm desaparecem, o corpo cai. Jamais algum homem nasceu que pudesse impedir o seu corpo de mudar em qualquer momento.

Corpo é o nome de uma série de mudanças. "Como num rio as massas de água mudam diante de ti a cada momento, e novas massas chegam, adquirindo porém forma semelhante, assim é com este corpo." No entanto, o corpo deve ser mantido forte e saudável; é o melhor instrumento que temos.

Este corpo humano é o mais formidável corpo do universo e o ser humano o mais sublime ser. O homem é mais elevado do que todos os animais, do que todos os anjos; nenhum é superior ao homem. Até mesmo os Devas terão que descer novamente e alcançar a salvação através de um corpo humano. Só o homem alcança a perfeição, nem mesmo os Devas. De acordo com os Judeus e os Maometanos, Deus criou o homem e depois convidou os anjos para virem cumprimentá-lo, e todos o fizeram, excepto Iblis; então Deus amaldiçoou-o e ele tornou-se Satanás. Por detrás desta alegoria está a grande verdade, que este nascimento humano é o maior nascimento que podemos ter. A criação inferior, o animal, é monótona e feita principalmente a partir de *Tamas*. Os animais não podem ter pensamentos elevados; nem podem os anjos, ou os Devas, atingir directamente a liberdade sem nascimento humano.

Na sociedade humana, do mesmo modo, muita riqueza, ou muita pobreza, é um grande impedimento para o maior desenvolvimento da alma. É das classes médias que os grandes vêm ao mundo. Aqui as forças são igualmente muito ajustadas e equilibradas.

Voltando ao nosso assunto, chegamos ao *Pranayama*, controlando a respiração. O que isso tem que ver com concentrar os poderes da mente? A respiração é como o volante desta máquina. Num grande motor, encontras o volante em movimento, e esse movimento é transportado para máquinas mais finas e mais finas, até que o mecanismo mais delicado e mais fino da máquina esteja em conformidade. Esta respiração é aquela roda volante, suprindo e regulando o poder motivador para tudo neste corpo.

Em tempos existiu um ministro de um grande rei. Ele caiu em desgraça, e o rei como punição ordenou que ele fosse silenciado no topo de uma alta torre. Isso foi feito, e o ministro foi deixado lá para perecer. Ele tinha uma esposa fiel, por isso, certa noite ela veio até à torre e chamou o seu marido, que estava no cimo, para saber o que poderia fazer para ajudá-lo. Ele disse-lhe para retornar à torre na noite seguinte e trazer com ela uma longa corda, um cordel forte, um fio de embalagem, um fio de seda, um besouro e um pouco de mel. Muito curiosa, a boa esposa obedeceu ao marido e trouxe-lhe os artigos desejados. O marido ordenou-lhe que prendesse firmemente o fio de seda ao besouro, depois que besuntasse os chifres com uma gota de mel e o soltasse na parede da torre, com a cabeça para cima. Ela obedeceu a todas estas instruções e o besouro começou a sua longa jornada. Cheirando o mel diante dele arrastou-se lentamente para a frente e para cima, na esperança de alcançá-lo, até que finalmente o besouro alcança o topo da torre, foi quando o ministro o agarrou e se apossou do fio de seda. Ele disse à sua esposa para amarrar a outra extremidade ao fio de embalagem, e depois de ter puxado o fio de embalagem, ele repetiu o procedimento com o fio grosso e, finalmente, com a corda. Então o resto foi fácil. O ministro desceu da torre por meio da corda e fugiu. Neste nosso corpo, o movimento da respiração é o "fio de seda" e, segurando-o e aprendendo a controlá-lo, agarramos o cordão das correntes nervosas e, a partir delas, o fio dos nossos pensamentos e, finalmente, a corda de *Prana*, controlando a liberdade alcançada.

Nós nada sabemos sobre os nossos próprios corpos; nós não podemos saber. Na melhor das hipóteses podemos pegar num cadáver e cortá-lo aos pedaços, e há alguns que podem pegar num animal vivo e cortá-lo aos pedaços para ver o que está dentro do corpo. Ainda assim, isso nada tem que ver com os nossos próprios corpos. Nós sabemos muito pouco sobre eles; por quê? Porque a nossa atenção não é discriminatória o suficiente para capturar os movimentos muito subtis que ocorrem dentro. Só podemos conhecê-los quando a mente, por assim dizer, entra no corpo e se torna mais subtil. Para obter essa percepção subtil, temos que começar com as percepções mais grosseiras, então temos que nos apegar àquilo que coloca o motor inteiro em movimento, e isso é o *Prana*, a sua manifestação mais óbvia é a respiração. Então, junto com a respiração, entraremos lentamente no corpo, e isso nos permitirá descobrir as forças subtis, como as correntes nervosas se movem por todo o corpo, e assim que percebermos isso, e aprendermos a senti-las, começaremos a ter controlo sobre elas e sobre o corpo. A mente também é accionada por essa corrente nervosa, então, finalmente, chegaremos ao estado em que temos o controlo perfeito sobre o corpo e a mente, fazendo com que ambos sejam nossos servos. Conhecimento é poder, e nós temos que obter este poder, então devemos começar no princípio, o *Pranayama*, restringindo o *Prana*. Este *Pranayama* é um assunto longo e terá várias lições para ilustrá-lo completamente. Vamos considerar parte por parte.

Devemos ver gradualmente quais são as razões de cada

exercício e quais as forças do corpo que estão em movimento. Todas estas coisas virão até nós, mas requer prática constante, e a prova virá pela prática. Nenhuma quantidade de raciocínio que eu vos possa dar será prova para vós, até que tenhais demonstrado isto por vós mesmos. Logo que comeceis a sentir estas correntes em movimento através de vós, as dúvidas desaparecerão, todavia isso exige muita prática todos os dias. Deveis praticar pelo menos duas vezes por dia, e os melhores momentos são de manhã e de noite. Quando a noite passa para dia e o dia para noite, isto tem de decorrer num estado de relativa calma.. O início da manhã e o início da noite são os dois pontos de calma. O vosso corpo terá uma tendência semelhante a se acalmar nesses momentos. Aproveitaremos essa condição natural e começaremos a praticar. Fazei uma regra em não comer até ter praticado; se fizerdes isso, a pura força da fome quebrará a vossa preguiça. Na Índia, eles ensinam as crianças a nunca comer até que tenham praticado e venerado, e isso torna-se-lhes natural depois de um tempo; um menino não sentirá fome até que se tenha banhado e praticado.

Aqueles de vós que podem pagar por isso farão melhor em ter um espaço só para esta prática; não dormir naquele quarto, deve ser mantido santo; não se deve lá entrar até que se tenha tomado banho e se esteja perfeitamente limpo no corpo e na mente. Colocar sempre flores naquele espaço; elas são o melhor ambiente para um Yogi; também figuras que sejam agradáveis. Queimar incenso de manhã e à noite. Não ter discussões, ou raiva, ou pensamentos profanos naquele quarto. Somente permitir que entrem pessoas com o pensamento igual ao vosso. Então, ao mesmo tempo, haverá uma atmosfera de santidade no compartimento, e quando estiverdes infelizes, tristes, duvidosos ou a vossa mente estiver perturbada, o próprio facto de entrardes naquele espaço deixar-vos-á mais calmos. Esta foi a ideia do templo e da igreja, e mesmo actualmente em alguns templos e igrejas encontrar-se-á, mas na maioria a ideia autêntica foi perdida. A ideia é a de que, mantendo as vibrações sagradas, o lugar se torna e permanece iluminado. Aqueles que não podem dar-se ao luxo de ter um quarto separado podem praticar em qualquer lugar que desejarem. Sentai-vos numa postura recta e a primeira coisa a fazer é enviar uma corrente de pensamento sagrado a toda a criação; repetir mentalmente: "Que todo o ser seja feliz; que todos os seres sejam pacíficos; que todos os seres sejam felizes." Então fazei-o para o Leste, Sul, Norte e Oeste. Quanto mais fizerdes isso melhor vos sentireis. Vós descobrireis finalmente que a maneira mais fácil de se tornar saudável é ver que os outros são saudáveis, e a maneira mais fácil de se fazer feliz é ver que os outros são felizes. Depois de se fazer isso, aqueles que acreditam em Deus devem orar não por dinheiro, nem por saúde, nem pelo céu; orar por conhecimento e luz; todas as outras orações são egoístas. Então, a próxima coisa a fazer é pensar no vosso próprio corpo e ver que ele é forte e saudável; é o melhor instrumento que tendes. Pensai nisso como sendo tão forte quanto inflexível, e que com a ajuda deste corpo vós atravessareis este oceano da vida. A liberdade nunca é para ser alcançada pelos fracos; deitai fora toda a fraqueza; dizei ao vosso corpo que é forte; dizei à vossa mente que é forte, e tende fé ilimitada e esperança em vós mesmos.

III

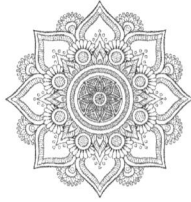

Prana

PRANAYAMA não é, como muitos pensam, algo sobre a respiração. A respiração, na verdade, tem muito pouco que ver com isso, se é que tem. Respirar é apenas um dos muitos exercícios através dos quais chegamos ao verdadeiro *Pranayama*. *Pranayama* significa o controlo do *Prana*. Segundo os filósofos da Índia, todo o universo é composto de dois materiais, a um dos quais eles chamam *Akasha*. *Akasha* é a existência omnipresente, toda penetrante. Tudo o que tem forma, tudo o que é o resultado de compostos, é desenvolvido a partir deste *Akasha*. É o *Akasha* que se torna em ar, que se torna em líquidos, que se torna em sólidos; é o *Akasha* que se torna em plantas, em toda a forma que vemos, em tudo o que pode ser sentido, em tudo o que existe. Ele mesmo não pode ser percebido; é tão subtil que está além de toda a percepção comum; só pode ser visto quando se tornou grosseiro, tomou forma. No começo da criação só há este *Akasha*; no final do ciclo, os sólidos, os líquidos e os gases fundem-se novamente com o *Akasha*, e a próxima criação também procede deste *Akasha*.

Por que poder é este *Akasha* manifestado neste universo? Pelo poder de *Prana*. Assim como o *Akasha* é o material infinito e omnipresente deste universo, assim é este *Prana* o poder manifesto infinito e omnipresente deste universo. No começo e no fim de um ciclo tudo se torna *Akasha*, e todas as forças que estão no universo resolvem voltar ao *Prana*; no próximo ciclo, deste *Prana* é desenvolvido tudo o que chamamos de energia, tudo o que chamamos de força. É o *Prana* que se manifesta como movimento; é o *Prana* que se manifesta como gravitação, como magnetismo. É o *Prana* que se manifesta como as acções do corpo, como as correntes nervosas, como força de pensamento. Do pensamento até à menor força física, tudo é apenas a manifestação do *Prana*. A soma total de toda a força no universo, mental ou física, quando resoluta volta ao seu estado original, é chamada de *Prana*. "Quando não havia nada de nada, quando a escuridão cobria a escuridão, o que existia então? Esse *Akasha* existia sem movimento." O movimento físico do *Prana* foi parado, mas existia mesmo assim. Todas as energias que agora são exibidas no universo que conhecemos, pela ciência moderna, são imutáveis. A soma total das energias no universo permanece a mesma, apenas, no final de um ciclo, estas energias se aquietam, se tornam potenciais e, no começo do próximo ciclo, elas iniciam, acometem sobre o *Akasha* e por este evoluem em várias formas, e, como o *Akasha* muda, este *Prana* também muda em todas estas manifestações de energia. O conhecimento e controlo deste *Prana* é realmente o que se entende por *Pranayama*.

Isto abre-nos a porta para um poder quase ilimitado. Suponde, por exemplo, que alguém compreendesse perfeitamente o *Prana* e pudesse controlá-lo, que poder na terra poderia existir que não fosse dele? Ele seria capaz de tirar o sol e as estrelas dos seus lugares, controlar tudo no universo, dos átomos aos maiores sóis, porque ele controlaria o *Prana*. Este é o fim e objectivo do *Pranayama*. Quando o Yogi se torna perfeito, não haverá nada na natureza que não esteja sob o seu controlo. Se ele ordenar que os deuses venham, eles virão à sua ordem; se ele pedir aos que partiram, eles virão em seu favor. Todas as forças da natureza lhe obedecerão como seus escravos,

e quando os ignorantes vêem estes poderes do Yogi chamam-
lhes de milagres. Uma peculiaridade da mente Hindu é que ela
sempre pergunta pela última generalização possível, deixando
os detalhes a serem trabalhados posteriormente. A questão é
suscitada nos Vedas: «O que é isso, sabendo que saberemos
tudo?» Assim, todos os livros, e todas as filosofias que têm sido
escritas, foram apenas para provar esta questão, sabendo que
tudo é conhecido. Se um homem quer conhecer este universo
pouco a pouco, ele deve conhecer cada grão individual de areia,
e isso significa tempo infinito para ele; ele não pode conhecê-
los a todos. Então, como pode o conhecimento sobreviver?
Como é possível para um homem ser omnisciente através de
detalhes? Os Yogis dizem que por detrás desta manifestação em
particular há uma generalização. Por detrás de todas as ideias
particulares, existe um princípio generalizado e abstracto;
compreendei-o e compreendestes tudo. Assim como todo este
universo foi generalizado, nos Vedas, naquela Existência Una
Absoluta. Aquele que tem compreendido aquela Existência tem
compreendido o universo inteiro. Então todas as forças têm
sido generalizadas neste *Prana*, e aquele que tem compreendido
o *Prana* tem compreendido todas as forças do universo, mental
ou físico. Aquele que tem controlado o *Prana* tem controlado
a sua própria mente, e todas as mentes que existem. Aquele
que tem controlado o *Prana* tem controlado o seu corpo, e
todos os corpos que existem, porque o *Prana* é a generalizada
manifestação de força.

Como controlar o *Prana* é a única ideia do *Pranayama*.
Todos estes treinos e exercícios são em prol desse fim, e cada
homem deve começar onde se encontra, deve aprender a
controlar as coisas que lhe estão mais próximas. Este corpo é
a coisa mais próxima de nós, mais perto do que qualquer coisa
no universo, e esta mente é a mais próxima de todas. O *Prana*
que está a trabalhar esta mente e corpo é o mais próximo a nós
de todo o *Prana* no universo. Esta pequena onda do *Prana* que

representa as nossas próprias energias, mental e física, é a mais próxima onda para nós de todo aquele infinito oceano de *Prana*, e se conseguirmos controlar essa pequena onda, então sozinhos poderemos esperar controlar o todo do *Prana*. A perfeição é para ser obtida pelo Yogi que tem feito isto, e mais nenhum poder é o seu mestre. Ele tornou-se quase omnipotente, quase omnisciente. Vemos seitas em todos os países que tentaram este controlo do *Prana*. Neste país há Curandeiros da mente, Curandeiros da fé, Espíritas, Cientistas Cristãos, Hipnotizadores, etc., e se analisarmos estes diferentes grupos, descobriremos que o pano de fundo de cada um é este controlo do *Prana*, quer eles saibam disso ou não. Se vós ferverdes todas as teorias deles, o resíduo será o mesmo. É a mesma força que eles estão manipulando, apenas inconscientemente. Eles tropeçaram na descoberta de uma força e não conhecem a sua natureza, no entanto estão inconscientemente a usar os mesmos poderes que o Yogi usa, e que vem de *Prana*.

Este *Prana* é a força vital em todos os seres, e a melhor e mais alta acção do *Prana* é pensamento. Este pensamento, novamente, como vemos, não é tudo. Existe também uma espécie de pensamento a que chamamos de instinto, ou pensamento inconsciente, o mais baixo plano de acção. Se um mosquito nos picar, sem pensar a nossa mão irá atacá-lo automaticamente, instintivamente. Esta é uma expressão do pensamento. Todas as acções reflexas do corpo pertencem a este plano de pensamento. Existe então um plano de pensamento ainda mais elevado, o consciente. Eu raciocino, eu julgo, eu acho, eu vejo os prós e contras de certas coisas; isso ainda não é tudo. Nós sabemos que a razão é limitada. Existe apenas uma certa extensão pela qual a razão pode ir; além disso, não pode alcançar. O círculo dentro do qual ela corre é muito, muito limitado de facto. No entanto, ao mesmo tempo, encontramos factos diligentes nesse círculo. Como a vinda de cometas certas coisas entram neste círculo, e é certo que elas vêm de fora do limite, embora a nossa razão não possa ir além. As causas dos fenómenos que se projectam neste pequeno limite estão fora deste limite. A razão e o intelecto não podem alcançá-los, mas, diz o Yogi, isso não é tudo. A mente pode existir num plano ainda mais alto, o superconsciente. Quando a mente alcançou o estado, que é chamado *Samadhi*—concentração perfeita, superconsciência— vai além dos limites da razão e depara-se com factos que nenhum instinto ou razão jamais conhecerá. Todas estas manipulações de forças subtis do corpo, as diferentes manifestações do *Prana*, se treinadas, impulsionam a mente, e a mente eleva-se e torna-se superconsciente, e a partir desse plano ela age.

Neste universo há uma massa contínua em todos os planos da existência. Fisicamente este universo é uno; não há diferença entre o sol e vós. O cientista dirá que é apenas uma ficção dizer o contrário. Não há diferença real entre a mesa e eu; a mesa é um ponto na massa da matéria, e eu outro ponto. Cada forma representa, por assim dizer, um redemoinho no infinito oceano da matéria, e estes não são constantes. Assim como num riacho apressado pode haver milhões de redemoinhos, e a água em cada um destes redemoinhos é núpera a cada momento, girando e girando por alguns segundos, e depois esmorecendo no extremo oposto, então todo este universo é uma massa de matéria em constante mudança, na qual somos pequenos redemoinhos. Uma massa de matéria entra neles, gira e gira, e transforma-se, por alguns anos, no corpo de um homem, altera-se, e é rodopiada para fora na forma de, talvez, um animal, a partir daí ela corrupia para, depois de alguns anos, num outro redemoinho, obter um pedaço de mineral. É uma mudança constante. Nenhum corpo é constante. Não existe tal coisa como meu corpo ou teu corpo, excepto em palavras. É uma enorme massa de matéria. Um ponto é chamado de lua, outro de sol, outro de homem, outro de terra, outro de planta, outro de mineral. Nem um é constante, no entanto tudo está mudando, matéria eternamente em concretização e desintegração. Assim é com a mente. A matéria é representada pelo éter; quando a acção de *Prana* é muito subtil, este mesmo éter, no estado mais subtil de vibração, representará a mente, e lá será ainda uma massa ininterrupta. Se vós conseguirdes chegar simplesmente àquela vibração subtil, vereis e sentireis que todo o universo é composto destas vibrações subtis. Às vezes certas drogas têm o poder de nos levar, por assim dizer, através dos nossos sentidos, e colocam-nos nessa condição. Muitos de vós podem lembrar-se da célebre experimentação de Sir Humphrey Davy, quando o gás do riso o dominou e, durante a palestra, ele permaneceu imóvel, estupefacto e, depois disso, ele disse que todo o universo era composto de ideias; nesse entretanto, por assim dizer, as grossas vibrações haviam cessado, e apenas as subtis vibrações, às quais ele chamava a mente, lhe estavam presentes. Ele só podia ver as subtis vibrações ao redor dele; tudo se tornou pensamento; todo o universo era um oceano de pensamentos, ele e todos os outros se tornavam pequenos redemoinhos de pensamento.

Assim, mesmo no universo do pensamento, encontramos esta unidade e, finalmente, quando chegamos ao Eu, sabemos que esse Eu só pode ser Um. Além do movimento há apenas Um. Mesmo em movimento manifesto, há apenas uma unidade. Estes factos não podem mais ser negados, como a ciência moderna os tem demonstrado. A física moderna também tem demonstrado que a soma total das energias é a mesma por toda a parte. Também tem sido provado que esta soma total de energia existe em duas formas. Torna-se potencial, atenuada, e acalmada, e depois vem manifestada como todas estas várias forças; novamente ela volta ao estado de silêncio, e novamente se manifesta. Assim continua evoluindo e envolvendo através da eternidade. O controlo deste *Prana*, como dito anteriormente, é o que se chama *Pranayama*.

Este *Pranayama* tem muito pouco a ver com a respiração, excepto como exercício. A manifestação mais óbvia deste *Prana* no corpo humano é o movimento dos pulmões. Se este parar, o corpo irá parar; todas as outras manifestações de força no corpo irão parar imediatamente, se este for interrompido. Há pessoas que podem treinar-se de tal maneira que o corpo continuará vivo, mesmo quando este movimento tiver parado. Há algumas pessoas que podem enterrar-se por meses e ainda viverem sem respirar. Mas, para todas as pessoas comuns, este é o principal movimento grosseiro do corpo. Para alcançar os mais subtis, devemos obter a ajuda do mais grosseiro, e assim, lentamente, viajar para o mais subtil, até alcançarmos o nosso ponto. O mais óbvio de todos os movimentos do corpo é o movimento dos pulmões, o volante que está colocando todas as outras forças em movimento. *Pranayama* na verdade significa controlar este movimento dos pulmões, e este movimento está associado à respiração. Não que a respiração esteja a produzir isto; pelo contrário isto está a produzir a respiração. Este movimento atrai o ar pela acção de bombear. O *Prana* está a mover os pulmões, e esse movimento dos pulmões atrai o ar. Então *Pranayama* não é respirar, mas sim controlar aquele poder muscular que move os pulmões, e aquele poder muscular que está a sair através dos nervos para os músculos, deles para os pulmões, fazendo com que eles se movam de certa maneira, no *Prana*, que temos que controlar na prática de *Pranayama*. Quando este *Prana* se torna controlado, então imediatamente descobriremos que todas as outras acções do *Prana* no corpo estarão lentamente sob controlo. Eu mesmo vi homens que controlaram quase todos os músculos do corpo; e por que não? Se eu tenho controlo sobre certos músculos, por que não sobre todos os músculos e nervos do corpo? Que impossibilidade existe? Que impossibilidade existe? Actualmente o controlo está perdido e o movimento tornou-se automático. Não podemos mover as orelhas à vontade, mas sabemos que os animais podem. Não temos esse poder porque não o exercitamos. Isto é o chamado atavismo.

Mais uma vez, sabemos que o movimento que se tornou latente pode ser trazido de volta à manifestação. Com muito trabalho e prática, certos movimentos do corpo que estão mais adormecidos podem ser trazidos de volta sob controlo perfeito. Raciocinando dessa maneira descobrimos que não há impossibilidade, mas, pelo contrário, toda a probabilidade de que cada parte do corpo pode ser colocada sob perfeito controlo. Isto faz o Yogi através do *Pranayama*. Talvez alguns de vós tenham lido em livros que em *Pranayama*, ao inspirar, deveis preencher todo o vosso corpo com *Prana*. Na tradução inglesa *Prana* é dado como respiração, e vós estais inclinados a perguntar como isso deve ser feito. A culpa é do tradutor. Cada parte do corpo pode ser preenchida com *Prana*, esta força vital, e quando vós sois capaz de fazer isso, podeis controlar todo o corpo. Toda a doença e miséria sentidas no corpo serão perfeitamente controladas e, não apenas isso, vós podereis controlar o corpo de outro. Tudo é contagiante neste mundo, bom ou mau. Se o vosso corpo estiver num certo estado de tensão, ele tenderá a produzir a mesma tensão nos outros. Se vós fordes fortes e saudáveis, aqueles que vivem perto de vós também terão a tendência para se tornarem fortes e saudáveis, mas, se estiverdes doentes e fracos, os que estão à vossa volta terão a tendência para se tornarem iguais. Esta vibração será, por assim dizer, transmitida para outro corpo. No caso de um homem a tentar curar outro, a primeira ideia é simplesmente transferir a sua própria saúde para o outro. Este é o tipo primitivo de cura. Conscientemente, ou inconscientemente, a saúde pode ser transmitida. O homem muito forte, vivendo com o homem fraco, tornará este um pouco mais forte, quer ele saiba ou não. Quando conscientemente feito, torna-se mais rápido e melhor na sua acção. Em seguida vêm os casos em que um homem pode não ser muito saudável, ainda assim sabemos que ele pode trazer saúde para outro. O primeiro homem, em tal caso, tem um pouco mais de controlo sobre o *Prana*, e pode despertar, por enquanto, o seu *Prana*, por assim dizer, para um certo estado de vibração, e transmiti-lo a outra pessoa.

Houve casos em que este processo foi realizado à distância, mas na realidade não há distância, no sentido de um intervalo. Onde está a distância que tem um intervalo? Existe algum intervalo entre vós e o sol? É uma massa contínua de matéria, o sol é uma parte e vós sois a outra. Existe um intervalo entre uma parte de um rio e a outra? Então, por que nenhuma força pode viajar? Não há razão para isso. Estes casos são perfeitamente verdadeiros, e este *Prana* pode ser transmitido a uma distância muito grande; mas para um caso genuíno, existem centenas de fraudes. Não é tão fácil quanto se pensa que é. Nos casos mais comuns desta cura, vós descobrireis que esses curandeiros estão simplesmente a tirar proveito do estado naturalmente saudável do corpo humano. Não há doença neste mundo que mate a maioria das pessoas afectadas. Mesmo em epidemias de cólera, se por alguns dias sessenta por cento morre, depois disso a taxa cai para trinta ou vinte por cento, e o restante recupera. Um alopata vem e trata os pacientes de cólera, e dá-lhes os seus remédios; o homeopata vem e dá o seu remédio, e cura talvez mais, simplesmente porque o homeopata não perturba os pacientes mas permite à natureza lidar com eles; e o curandeiro da fé curará ainda mais, porque ele trará a força da sua mente para comportar e fazer despertar, através da fé, o *Prana* adormecido do paciente.

Mas há um erro constantemente cometido pelos curandeiros da fé; eles pensam que é a própria fé que cura directamente um homem. A fé sozinha não cobrirá todo o fundamento. Existem doenças em que os piores sintomas são aqueles em que o paciente nega ter a doença. Essa tremenda fé do paciente é em si um sintoma da doença e geralmente indica que ele morrerá rapidamente. Em tais casos, o princípio de que a fé cura não se aplica. Se fosse fé que curasse em todos esses casos, esses pacientes seriam curados. É por este *Prana* que vem a cura real. O homem puro, que controlou este *Prana*, tem o poder de trazê-lo para um certo estado de vibração, que pode ser transmitido aos outros, despertando neles uma vibração similar. Vê-se isso em acções diárias. Estou a falar convosco. O que estou a tentar fazer? Estou, por assim dizer, a trazer a minha mente para um certo estado de vibração, e quanto mais eu conseguir trazê-la para esse estado mais sereis afectados pelo que eu digo. Todos vós sabeis que no dia em que estou mais entusiasmado mais desfrutais da palestra, e quando estou menos entusiasmado, vós sentis falta de interesse.

As gigantescas forças de vontade do mundo, os movedores do mundo, podem trazer o *Prana* deles a um alto estado de vibração, e é tão grande e poderoso que captura os outros num momento, e milhares são atraídos para eles, e metade do mundo pensa como eles. Os grandes profetas do mundo tinham o mais maravilhoso controlo deste *Prana*, o que lhes dava uma enorme força de vontade; eles trouxeram o seu *Prana* ao mais alto estado de movimento, e foi isso que lhes deu capacidade para influenciar o mundo. Todas as manifestações de poder surgem deste controlo. Os homens podem não conhecer o segredo, contudo esta é a única explicação. Às vezes, no teu próprio corpo, o suprimento de *Prana* gravita mais ou menos numa parte; o equilíbrio é perturbado, e quando o equilíbrio do *Prana* está perturbado, o que chamamos de doença é produzido. Tirar o excesso de *Prana*, ou fornecer o necessário de *Prana*, será a cura da doença. Isso novamente é *Pranayama*, aprender quando há mais ou menos *Prana* numa parte do corpo do que deveria haver. Os sentimentos tornar-se-ão tão subtis que a mente sentirá que há menos *Prana* no dedo do pé do que deveria haver e possuirá a faculdade de provê-lo. Estas estão entre as várias funções do *Pranayama*. Elas têm que ser aprendidas lenta e gradualmente, e, como vós enxergais, todo o propósito do *Raja Yoga* é realmente ensinar o controlo e a direcção em diferentes planos do *Prana*. Quando um homem concentra as suas energias, ele domina o *Prana* que está no seu corpo. Quando um homem está a meditar, ele também está concentrando o *Prana*.

Num oceano há enormes ondas, parecidas a montanhas, depois ondas menores, e ainda menores, até pequenas bolhas, mas o fundo de tudo isto é o oceano infinito. A bolha está conectada com o infinito oceano numa extremidade e a enorme onda na outra extremidade. Então, um pode ser um homem gigantesco, e o outro uma pequena bolha, mas cada um está conectado com o infinito oceano de energia, e este é o direito inato comum de cada animal que existe. Onde quer que haja vida, o depósito de energia infinita está por detrás disso. Começando de algum fungo, uma bolha microscópica muito minúscula, e sempre a extrair daquele depósito infinito de energia, a forma é alterada lenta e lentamente, até que, no decorrer do tempo, ela torna-se uma planta, depois um animal, depois o homem, finalmente Deus. Isto é alcançado através de milhões de éons, mas o que é tempo? Um aumento de velocidade, um aumento de esforço, é capaz de reduzir a distância do tempo. Aquilo que naturalmente leva muito tempo para realizar pode ser encurtado pela intensidade da acção, diz o Yogi. Um homem pode continuar a atrair lentamente esta energia da massa infinita que existe no universo, e talvez ele precise de cem mil anos para se tornar um Deva, e depois, talvez, quinhentos mil anos para se tornar ainda mais elevado, e talvez cinco milhões de anos para se tornar perfeito. Dado o rápido crescimento, o tempo será diminuído. Por que não é possível, com esforço suficiente, atingir esta perfeição em seis meses ou seis anos? Não há limite. A razão mostra isso. Se um motor, com uma certa quantidade de carvão, estiver a duas milhas por hora, adiciona-se mais carvão e ele funcionará em tempo mais rápido. Da mesma forma, por que a alma, ao intensificar a sua acção, não alcançará essa meta nesta mesma vida? Todo o ser finalmente alcançará a perfeição que conhecemos. Mas quem se importa em esperar todos esses milhões de éons? Por que não alcançá-lo imediatamente, mesmo neste corpo, nesta forma humana? Por que não receberei esse conhecimento infinito, poder infinito, agora?

Esse é o ideal do Yogi. Toda a ciência do Yoga é direccionada para esse fim, para ensinar aos homens como encurtar o tempo acrescentando poder, como intensificar o poder de assimilação e, assim, encurtar o tempo para atingir a perfeição, em vez de avançar lentamente de um ponto a outro, e esperar até que toda a raça humana tenha saído e se tenha tornado perfeita. Todos os grandes profetas, santos e videntes do mundo, o que são eles? Naquele período de vida eles viveram toda a vida da humanidade, colmataram todo o espaço de tempo que levará a humanidade comum a chegar ao estado de perfeição. Nesta vida eles se aperfeiçoam; eles não pensam em mais nada, não respiram por mais nada, nunca vivem um momento para qualquer outra ideia, e assim o caminho é-lhes encurtado. É isto o que se entende por concentração, intensificar a acção ou a assimilação, e assim encurtar o tempo; e *Raja Yoga* é a ciência que nos ensina como obter o poder da concentração.

O que tem este *Pranayama* a ver com o espiritualismo? Isso também é uma manifestação de *Pranayama*. Se é verdade que os espíritos que partiram existem, apenas que não podemos vê-los, é bem provável que possa haver centenas e milhões de pessoas vivendo aqui que não possamos ver, sentir ou tocar. Podemos estar continuamente passando e repassando através dos seus corpos, e também é provável que eles não nos vejam ou nos sintam. É um círculo dentro de um círculo, universo dentro do universo. Aqueles que estão no mesmo plano vêem-se. Temos cinco sentidos e representamos o *Prana* num certo estado de vibração. Todos os seres no mesmo estado de vibração ver-se-ão, mas se houver seres que representem *Prana* num estado mais elevado de vibração eles não serão vistos. Podemos aumentar a intensidade da luz até que não possamos ver a luz, mas podem existir seres com olhos tão poderosos que possam ver essa luz. Novamente, se as vibrações são muito baixas, não vemos a luz, mas há animais que a vêem como os gatos e as corujas. O nosso alcance de visão é apenas um plano das vibrações deste *Prana*. Considerai esta atmosfera, por exemplo; é empilhada camada sobre camada, mas as camadas mais próximas à terra são mais densas do que as que estão acima e à medida que se sobe a atmosfera torna-se mais fina e mais fina. Ou considerai o caso do oceano; à medida que se vai mais fundo a densidade da água aumenta, e os animais que vivem no fundo do mar nunca podem subir, ou serão despedaçados.

Pensai em todo este universo como um oceano de éter, em vibração sob a acção de *Prana*, e que consiste em sobreposição de camadas de vários graus de vibração; nas zonas mais externas as vibrações são menores, e mais próximas do centro as vibrações tornam-se cada vez mais rápidas, e cada variação de vibrações forma um plano. Pensai na coisa toda como um círculo, cujo centro é a perfeição; quanto mais longe estiverdes do centro mais lentas serão as vibrações. A matéria é a crosta mais externa, depois vem a mente, e o espírito é o centro. Suponde, então, que estes intervalos de visão sejam cortados em planos, muitos milhões de quilómetros, um conjunto de vibrações, desta forma muitos milhões de quilómetros ainda mais altos, e assim por diante. É perfeitamente certo, então, que aqueles que vivem no plano de um certo estado de vibração terão o poder de se reconhecerem uns aos outros, mas não reconhecerão aqueles que estão acima ou abaixo. Também, assim como pelo telescópio e pelo microscópio podemos aumentar o escopo da nossa visão e tornar as vibrações mais altas ou mais baixas cognoscíveis para nós, analogicamente, todo o homem pode conduzir-se ao estado de vibração pertencente ao plano seguinte, permitindo-se deste modo ver o que está a acontecer lá. Suponde que esta sala estava cheia de seres que não vemos. Eles representam certas vibrações no *Prana* e nós representamos outras vibrações. Suponde que eles representam o mais rápido, e nós o mais lento. *Prana* é o material do qual eles são compostos; todos são partes do mesmo oceano de *Prana*, apenas a taxa de vibração difere. Se eu puder levar-me à vibração mais rápida, este plano mudará imediatamente para mim; não vos verei mais; vós desapareceis e eles aparecem. Alguns de vós, talvez, sabem que isto é verdadeiro. Tudo isto que traz a mente para um estado mais elevado de vibração está incluído numa palavra no Yoga—*Samadhi*. Todos estes estados de vibração mais elevada, vibrações superconscientes da mente, estão agrupados nessa única palavra, *Samadhi*, e os estados inferiores de *Samadhi* dão-nos visões destes seres. O grau mais alto de *Samadhi* é quando nós vemos a coisa real, quando vemos o material de que são compostos todos estes graus de seres, e sendo esse pedaço de barro conhecido, conhecemos todo o barro no universo.

Assim, vemos que este *Pranayama* inclui tudo o que é verdadeiro até mesmo do espiritualismo. Da mesma forma, vós descobrireis que onde quer que qualquer seita ou organização de pessoas esteja a tentar descobrir algo oculto e místico, ou secreto, é realmente este Yoga, esta tentativa de controlar o *Prana*. Vós descobrireis que, onde quer que haja qualquer demonstração extraordinária de poder, é a manifestação deste *Prana*. Até mesmo as ciências físicas podem ser incluídas também em *Pranayama*. O que move o motor a vapor? *Prana*, agindo através do vapor. Quais são todos esses fenómenos de electricidade e assim por diante, senão *Prana*? O que é ciência física? *Pranayama*, por meios externos. *Prana*, manifestando-se como poder mental, só pode ser controlado por meios mentais. Aquela parte do *Pranayama* que tenta controlar as manifestações físicas do *Prana* por meios físicos é chamada ciência física, e aquela parte que tenta controlar as manifestações do *Prana* como força mental, por meios mentais, é chamada de *Raja Yoga*.

IV

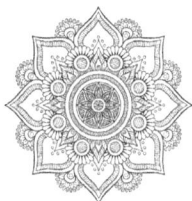

Prana Psíquico

DE ACORDO com os Yogis existem duas correntes nervosas na coluna vertebral, chamadas *Pingala* e *Ida*, e há um canal oco chamado *Sushumna*, que atravessa a espinal medula. Na extremidade inferior do canal oco está o que os Yogis denominam o *Lótus da Kundalini*. Eles descrevem-no como triangular em forma, na qual, na linguagem simbólica dos Yogis, há um poder chamado "*Kundalini* enrolada". Quando essa *Kundalini* acorda tenta forçar uma passagem através deste canal oco e, à medida que sobe passo a passo, por assim dizer, camada após camada mental torna-se desabrochada, todas essas diferentes visões e poderes maravilhosos advêm ao Yogi. Quando atinge o cérebro, o Yogi é perfeitamente separado do corpo e da mente; a alma encontra-se livre. Sabemos que a espinal medula é composta de uma maneira peculiar. Se colocarmos a figura oito horizontalmente (∞) há duas partes, e estas duas partes estão conectadas no meio. Suponde que adicionais oito após oito, empilhados, um em cima do outro, que representarão a espinal medula. A esquerda é *Ida* e a direita *Pingala*, e aquele canal oco que atravessa o centro é o *Sushumna*. Quando a espinal medula termina em algumas das vértebras lombares, uma fina fibra desce e o canal fica nessa fibra, apenas muito mais fina. O canal é fechado na extremidade inferior, que está situado perto do que é chamado de plexo sacral, que, de acordo com a fisiologia moderna, é de forma triangular.

Os diferentes plexos que têm os seus centros na espinal medula podem muito bem representar os diferentes "lótus" do Yogi.

O Yogi concebe vários centros, começando com o *Muladhara*, o básico, e terminando com o *Sahasrara*, o lótus de mil pétalas no cérebro. Então, se considerarmos estes plexos diferentes como representantes destes chacras círculos, a ideia do Yogi pode ser entendida muito facilmente na linguagem da fisiologia moderna. Sabemos que existem dois tipos de acções nestas correntes nervosas, uma aferente, a outra eferente, uma sensorial e outra motora; uma centrípeta e a outra centrífuga. Uma transporta as sensações para o cérebro e a outra do cérebro para o exterior. Estas vibrações estão todas conectadas com o cérebro a longo prazo. Vários outros factos que temos que lembrar, a fim de limpar o caminho para a explicação que está por vir. Esta espinal medula, no cérebro, termina numa espécie de bolbo (bolbo raquidiano), que não está preso ao osso, mas flutua num fluido, de modo que, se houver uma pancada na cabeça, o impacto será dissipado, e não vai afectar o bolbo. Este será um facto importante enquanto prosseguimos. Também, de todos os centros, temos particularmente de lembrar três, o *Muladhara* (a base), o *Sahasrara* (o lótus de mil pétalas do cérebro) e o *Svadhisthana* (logo acima do *Muladhara*). Em seguida vamos tirar um facto da física. Todos nós ouvimos falar de electricidade e de várias outras forças a ela relacionadas. Ninguém conhece a electricidade completamente, mas, até onde se sabe, é uma espécie de movimento.

Existem vários outros movimentos no universo; qual é a diferença entre eles e a electricidade? Suponde que uma mesa move-se, que as moléculas que compõem essa mesa estão a mover-se em direcções diferentes; se todas elas forem estabelecidas para se moverem na mesma direcção será electricidade. O movimento eléctrico é quando todas as moléculas se movem na mesma direcção. Se todas as moléculas de ar numa sala forem estabelecidas para se mover na mesma direcção, isto fará da sala uma gigantesca bateria de electricidade. Outro ponto da fisiologia que devemos lembrar é que o centro que regula o sistema respiratório tem uma espécie de acção controladora sobre o sistema de correntes nervosas, e o centro controlador do sistema respiratório é oposto ao tórax, na coluna vertebral. Este centro regula os órgãos respiratórios e também exerce algum controlo sobre os centros secundários.

Agora vamos ver por que a respiração é praticada. Em primeiro lugar, da respiração rítmica virá uma tendência de todas as moléculas do corpo para terem a mesma direcção. Quando a mente muda para a vontade, as correntes transformam-se num movimento semelhante à electricidade porque os nervos demonstraram mostrar polaridade sob acção de correntes eléctricas. Isto mostra que quando a vontade evolui para as correntes nervosas ela é transformada em algo como electricidade. Quando todos os movimentos do corpo se tornaram perfeitamente rítmicos, o corpo tornou-se, por assim dizer, uma gigantesca bateria de vontade. Esta vontade tremenda é exactamente o que o Yogi quer. Esta é, portanto, uma explicação fisiológica do exercício respiratório. Ela tende a trazer uma acção rítmica no corpo e ajuda-nos, através do centro respiratório, a controlar os outros centros. O objectivo do *Pranayama* aqui é despertar o poder enrolado no *Muladhara*, denominado a *Kundalini*.

Tudo o que nós vemos, ou imaginamos, ou sonhamos, nós temos de perceber no espaço. Este é o espaço comum, chamado *Mahakasha*, ou grande espaço. Quando um Yogi lê os pensamentos de outros homens ou percebe objectos super-sensórios, ele os vê num outro tipo de espaço chamado *Chittakasha*, o espaço mental. Quando a percepção se torna sem objecto, e a alma brilha na sua própria natureza, ela é chamada de *Chidakasha*, ou espaço do conhecimento. Quando a *Kundalini* é despertada, e entra no canal do *Sushumna*, todas as percepções estão no espaço mental. Quando chegou ao fim do canal que se abre para o cérebro, a percepção sem objecto está no espaço do conhecimento. Tomando a analogia da electricidade, descobrimos que o homem só pode enviar uma corrente ao longo de um fio metálico, todavia a natureza não precisa de fios para enviar as suas enormes correntes. Isto prova que o fio metálico não é realmente necessário, mas que apenas a nossa incapacidade de dispensá-lo nos obriga a usá-lo.

Da mesma forma, todas as sensações e movimentos do corpo estão a ser enviados para o cérebro e enviados através destes fios de fibras nervosas. As colunas de fibras sensoriais e motoras da espinal medula são a *Ida* e a *Pingala* dos Yogis. Elas são os principais canais pelos quais as correntes aferentes e eferentes viajam. Mas por que não deveria a mente enviar as novidades sem qualquer fio ou reagir sem quaisquer fios? Nós vemos que isto está a ser feito na natureza. O Yogi diz que quem puder fazer isso livrar-se-á da escravidão da matéria. Como fazer isso? Se se pode fazer a corrente passar pelo *Sushumna*, o canal no meio da coluna vertebral, o problema fica resolvido. A mente fez esta rede do sistema nervoso e tem que quebrá-la, a fim de que nenhum fio seja exigido para ela funcionar completamente. Só então todo o conhecimento chegará a nós—não mais a escravidão do corpo. É por isso que é tão importante que se tenha o controlo do *Sushumna*. Se podeis enviar a corrente mental através desse canal oco sem quaisquer fibras nervosas a actuar como fios, o Yogi diz que tendes o problema resolvido, e também diz que isto pode ser feito.

Este *Sushumna* é, nas pessoas comuns, fechado na extremidade inferior; nenhuma acção surge através disto. O Yogi propõe uma prática pela qual isto pode ser aberto e as correntes nervosas estabelecidas para viajar através disto.. Quando uma sensação é levada para um centro, o centro reage. Esta reacção, no caso dos centros automáticos, é seguida por movimento; no caso dos centros conscientes isto é seguido inicialmente pela percepção, e secundariamente pelo movimento. Toda a percepção é a reacção à acção do exterior. Como, então, surgem as percepções em sonhos? Em tal caso não há acção de fora. Os movimentos sensoriais, portanto, estão enrolados nalguma parte, tal como os movimentos motores são conhecidos por estarem em centros diferentes. Por exemplo, eu vejo uma cidade; a percepção daquela cidade foi a partir da reacção às sensações trazidas de objectos externos que compõem aquela cidade. Ou seja, uma certa acção nas moléculas cerebrais foi estabelecida pelo movimento na transmissão nervosa, que novamente foram postas em movimento pelos objectos externos na cidade. Agora, mesmo depois de muito tempo, consigo lembrar-me da cidade. Esta memória é exactamente o mesmo fenómeno, só que de uma forma mais suave. Mas de onde vem a acção que configura mesmo até a forma mais branda de vibrações semelhantes no cérebro? Não certamente das sensações primárias. Por isso as sensações devem estar enroladas nalguma parte, e elas, por sua actuação, revelam a reacção branda a que chamamos de percepção do sonho. Assim sendo, o centro onde todas estas sensações residuais são, por assim dizer, armazenadas, é chamado de *Muladhara*, o receptáculo da raiz, e a enrolada energia de acção é *Kundalini*, a "espiralada". É muito provável que a energia motora residual também seja acumulada no mesmo centro consoante, após estudo profundo ou meditação em objectos externos, a parte do corpo onde o centro do *Muladhara* está situado (provavelmente o plexo sacral) fica aquecida. Ora, se esta energia enrolada for desperta e activada, e depois conscientemente estabelecida para viajar pelo canal *Sushumna*, uma grande reacção será determinada. Quando uma porção diminuta da energia de acção viaja ao longo de uma fibra nervosa e causa reacção dos centros, a percepção é sonho ou imaginação. Mas quando a vasta massa desta energia, armazenada pelo poder da longa meditação interna, viaja ao longo do *Sushumna* e atinge os centros, a reacção é extraordinária, imensamente superior à reacção do sonho ou da imaginação, imensamente mais intensa do que a reacção da percepção sensorial. É a percepção supersensorial, e a mente nesse estado é chamada superconsciente. E quando atinge a metrópole de todas as sensações, o cérebro, todo o cérebro, por assim dizer, reage, e toda a molécula apreensora no corpo, digamos assim, reage, e o resultado é o fulgor total da iluminação, a percepção do Eu. Como esta força *Kundalini* viaja de centro a centro, camada após camada da mente, por assim dizer, será aberta, e este universo será percebido pelo Yogi na sua forma fina ou clara. Só então as causas deste universo, ambas como sensação e reacção, serão conhecidas como elas são e, consequentemente, virá todo o conhecimento. As causas sendo conhecidas, o conhecimento dos efeitos certamente virá.

Assim, o despertar da *Kundalini* é o único caminho para alcançar a Sabedoria Divina e a percepção superconsciente, a realização do espírito. Pode vir de várias maneiras, através do amor a Deus, através da misericórdia de sábios aperfeiçoados, ou através do poder da vontade analítica do filósofo. Onde quer que haja qualquer manifestação do que é comummente chamado poder sobrenatural ou sabedoria, deve ter havido uma pequena corrente de *Kundalini* que encontrou o seu caminho no *Sushumna*. Só que, na grande maioria desses casos de sobrenaturalismo, eles ignorantemente tinham-se deparado com alguma prática que libertava uma porção diminuta da *Kundalini* enrolada. Todo o culto, consciente ou inconscientemente, leva a esse fim. O homem que pensa estar a receber respostas às suas orações não sabe que o cumprimento veio apenas da sua própria natureza, que ele foi bem-sucedido pela atitude mental da oração ao despertar um pouco do poder infinito que está enrolado dentro de si mesmo. Enquanto os homens adoram ignorantemente sob vários nomes, através do medo e da tribulação, o Yogi declara ao mundo ser o poder real enrolado em cada ente, a mãe da felicidade eterna, se soubermos como nos aproximar dela. E *Raja Yoga* é a ciência da religião, a razão de todo o culto, de todas as orações, formas, cerimónias e milagres.

V

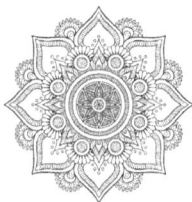

O Controlo do Prana Psíquico

TEMOS agora de lidar com os exercícios de *Pranayama*. Vimos que o primeiro passo será, de acordo com os Yogis, controlar o movimento dos pulmões. O que queremos fazer é sentir os movimentos mais subtis que acontecem no corpo. As nossas mentes tornaram-se externas e perderam de vista os movimentos mais subtis no interior. Se pudermos começar a senti-los, podemos começar a controlá-los. Estas correntes nervosas acontecem por todo o corpo, trazendo vida e vitalidade a todos os músculos, mas não as sentimos. O Yogi diz que podemos aprender a fazer isso. Como? Ao assumir e controlar todos esses movimentos do *Prana* começando com o movimento dos pulmões, e quando tivermos feito isso por um período de tempo suficiente também seremos capazes de controlar os movimentos mais subtis.

Chegamos agora aos exercícios em *Pranayama*. Sentai-vos direitos; o corpo deve ser mantido em linha recta. A espinal medula, embora esteja dentro da coluna vertebral, não está ligada a ela. Se vós vos sentardes tortos perturbais esta medula, então deixai-a ficar livre. Todas as vezes que vos sentais tortos e tentais meditar vós estais a ferir-vos. As três partes do corpo devem estar sempre rectas, o peito, o pescoço e a cabeça, numa linha. Descobrireis que, com um pouco de prática, isso servos-á natural como respirar. A segunda coisa é conseguir o controlo dos nervos. Nós temos visto que o centro nervoso que controla os órgãos respiratórios tem uma espécie de efeito de controlo sobre os outros nervos, e por isso a respiração rítmica é necessária. A respiração que geralmente usamos não deve ser chamada de respiração. É muito irregular. Depois há algumas diferenças naturais de respiração entre homens e mulheres.

O CONTROLO DO *PRANA* PSÍQUICO

A primeira lição é apenas respirar de uma forma medida, dentro e fora. Isso harmonizará o sistema. Quando vós praticais isto por algum tempo fareis bem em juntar a repetição de alguma palavra, como "Om," ou qualquer outra palavra sagrada, e deixar a palavra fluir para dentro e para fora com a respiração, ritmicamente, harmoniosamente, e sentireis que todo o corpo se tornou rítmico. Então vós aprendereis o que é repouso. O sono não é repouso, comparativamente. Uma vez chegado este repouso os nervos mais cansados serão acalmados, e descobrireis que nunca repousastes realmente. Na Índia usamos certas palavras simbólicas em vez de um, dois, três, quatro. É por isso que eu aconselho que junteis a repetição mental do "Om," ou outra palavra sagrada, ao *Pranayama*.

O primeiro efeito desta prática será a mudança do rosto; linhas severas desaparecerão; com este calmo pensamento a calma virá pelo rosto. Em seguida, uma bela voz virá. Eu nunca vi um Yogi com uma voz rouca. Estes sinais virão depois de alguns meses de prática. Depois de praticar esta primeira respiração por alguns dias, passais a uma maior. Lentamente enchei os pulmões com a respiração pela *Ida*, a narina esquerda, e ao mesmo tempo concentrai a mente na corrente nervosa. Vós estais, por assim dizer, a enviar a corrente nervosa para baixo da coluna vertebral a bater violentamente naquele último plexo, o lótus básico, que é triangular na forma, a residência da *Kundalini*. Depois segurai a corrente lá por algum tempo. Imaginai que estais lentamente a puxar essa corrente nervosa com a respiração através do outro lado, então lentamente a lançais pela narina direita. Ides julgar um pouco difícil de praticar. A maneira mais fácil é parar a narina direita com o polegar e, lentamente, inspirar pela esquerda; em seguida, fechais ambas as narinas com o polegar e o indicador, e imaginais que estais a enviar esta corrente para baixo e a tocar na base do *Sushumna*; depois tirais o polegar e deixais o fôlego sair pela narina direita. Seguidamente inspirais lentamente pela narina, mantendo a outra fechada pelo dedo indicador, e fechais as duas, como antes. O modo como os hindus praticam isto seria muito difícil para este país porque eles fazem-no desde a infância e os seus pulmões estão preparados para isso. Aqui é bom ao estar com quatro segundos e aumentar lentamente. Inspirar em quatro segundos, segurar em dezasseis segundos e expirar em oito segundos. Isto faz um *Pranayama*. Ao mesmo tempo pensai no triângulo, concentrai a mente naquele centro. A imaginação pode ajudar-vos muito. A próxima respiração é feita inspirando lentamente e logo imediatamente expirando lentamente, e então parais a respiração, usando os mesmos números. A única diferença é que no primeiro caso o ar foi mantido dentro, e no segundo, mantido fora. O último é o mais fácil. A respiração em que vós guardais o ar nos pulmões não deve ser praticada em demasia. Fazei isso apenas quatro vezes pela manhã e quatro vezes à noite. Depois podeis lentamente aumentar o tempo e o número. Descobrireis que tendes o poder para fazê-lo e que sentis prazer nisso. Então, com muito cuidado e cautela ide aumentando, conforme o vosso poder, para seis em vez de quatro. Pode ser prejudicial se praticado irregularmente.

Dos três processos, a purificação dos nervos, a retenção da respiração do lado de dentro e a manutenção da respiração do lado de fora, o primeiro e o último não são difíceis nem perigosos. Quanto mais praticardes o primeiro mais calmos vós sereis. Basta pensar em "Om" e podeis praticar mesmo enquanto estais sentados no vosso trabalho. Sereis beneficiados por isso. Um dia, se praticardes muito, a *Kundalini* será estimulada. Para aqueles que praticam uma ou duas vezes por dia, apenas um pouco de calma do corpo e mente virá, e bela voz; somente para aqueles que podem continuar com isto será esta *Kundalini* despertada e toda a natureza começará a mudar, e o livro do conhecimento estará aberto. Vós não precisareis mais de livros para o conhecimento; a vossa própria mente ter-se-á tornado o vosso livro, contendo conhecimento infinito. Já falei das correntes de *Ida* e Pingala, fluindo pelos dois lados da coluna vertebral, também do *Sushumna*, a passagem pelo centro da espinal medula. Estes três estão presentes em todos os animais; o que quer que tenha uma coluna vertebral tem estas três linhas de acção, mas os Yogis afirmam que no género humano comum o *Sushumna* é fechado, essa acção lá não é evidente, enquanto nas outras duas é evidente, levando o poder a diferentes partes do corpo.

Somente o Yogi tem o *Sushumna* aberto. Quando este *Sushumna* abre, e o pensamento começa a elevar-se através dele, nós passamos para além dos sentidos, as nossas mentes tornam-se hipersensoriais, superconscientes, chegamos além do intelecto, e aonde o raciocínio não pode chegar. Abrir esse *Sushumna* é o principal objectivo do Yogi. De acordo com ele, ao longo deste *Sushumna* encontram-se estes centros de distribuição, ou, em linguagem mais figurada, estes lótus como são chamados. O mais baixo está na extremidade mais baixa da espinal medula é denominado *Muladhara*, o próximo é denominado *Svadhisthana*, o seguinte *Manipura*, o seguinte *Anahata*, o seguinte *Visuddha*, o seguinte *Ajna* e o último, que está no cérebro, é o *Sahasrara*, ou "as mil pétalas". Destes, temos de tomar conhecimento apenas de dois centros, o mais baixo, o *Muladhara*, e o mais alto, o *Sahasrara*. O mais baixo é onde toda a energia é armazenada, e essa energia tem de ser levada de lá para o último, o cérebro. Os Yogis afirmam que de todas as energias que o corpo humano contém a mais alta é a que eles chamam de "Ojas." Agora este *Ojas* é armazenado no cérebro, e quanto mais o *Ojas* está na cabeça de um homem mais poderoso ele é, mais intelectual, mais forte espiritualmente será esse homem. Esta é a acção de *Ojas*. Um homem pode falar uma bela linguagem e belos pensamentos, porém eles não impressionam as pessoas; outro homem não fala uma linguagem bonita nem pensamentos belos, no entanto as suas palavras encantam. Esse é o poder de *Ojas* surgindo. Cada movimento vindo dele será poderoso.

Ora em toda a humanidade há mais ou menos deste *Ojas* armazenado. E todas as forças que estão a trabalhar neste corpo, na sua forma mais elevada, tornam-se *Ojas*. Vós deveis lembrar-vos que é apenas uma questão de transformação. A mesma força que está a trabalhar fora, como electricidade ou magnetismo, transformar-se-á em força interior; as mesmas forças que estão a trabalhar como energia muscular serão transformadas em *Ojas*. Os Yogis dizem que aquela parte da energia humana que é expressa como energia sexual, em funções sexuais, pensamento sexual, e assim por diante, quando verificada e controlada, facilmente se transforma em *Ojas*, e como este centro mais baixo é aquele que guia todas estas funções, portanto, o Yogi presta-lhe especial atenção. Ele tenta absorver toda essa energia sexual e convertê-la em *Ojas*. É apenas o homem casto ou a mulher casta que pode fazer com que os *Ojas* cresçam e se armazenem no cérebro, e é por isso que a castidade sempre foi considerada a mais alta virtude porque o homem sente que se ele é indecente, a espiritualidade desaparece, ele perde vigor mental e vigor moral. É por isso que em todas as ordens religiosas do mundo que produziram gigantes espirituais vós sempre encontrareis intensa insistência na castidade. É por isso que os monges assumiram uma existência desistindo do casamento. Deve haver perfeita castidade em pensamento, palavra e acção. Sem ela a prática da *Raja Yoga* é perigosa e pode levar à insanidade. Se as pessoas praticarem *Raja Yoga* e ao mesmo tempo levarem uma vida impura, como podem elas expectar tornarem-se Yogis?

VI

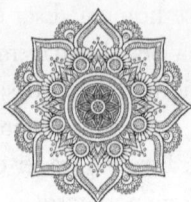

Pratyahara & Dharana

O PRÓXIMO passo é chamado *Pratyahara*. O que é isto? Vós sabeis como as percepções vêm. Primeiro de tudo existem os instrumentos externos, depois os órgãos internos, actuando no corpo através dos centros cerebrais, e existe a mente. Quando estes se juntam e se ligam a alguma coisa externa, então percebemos essa coisa. Ao mesmo tempo é muito difícil concentrar a mente e ligá-la a um único órgão; a mente é escrava.

Nós ouvimos "sê bom" e "sê bom" e "sê bom", ensinado em todo o mundo. Dificilmente existe uma criança, nascida em qualquer país do mundo, a quem não tenha sido dito "não roubes", "não contes uma mentira", mas ninguém diz à criança como o pode fazer. Falar nunca fará isto. Por que não deveria ela tornar-se um ladrão? Nós não lhe ensinamos como não roubar; nós simplesmente lhe dizemos "não roubes". Somente quando a ensinamos a controlar a sua mente é que realmente a ajudamos. Todas as acções, internas e externas, ocorrem quando a mente se une a certos centros, os quais são chamados de órgãos. De forma voluntária ou involuntária a mente é atraída para se juntar aos centros e é por isso que as pessoas fazem actos insensatos e sentem angústia, o que, se a mente estivesse sob controlo, não aconteceria. Qual seria o resultado de controlar a mente? Não se juntaria aos centros da percepção e, naturalmente, sentir-se-ia e estaria disposta a controlá-los. Está claro até agora. É possível? É perfeitamente possível. Vê-se isto nos tempos modernos; os curandeiros da fé ensinam as pessoas a negar a miséria, dor e mal. A sua filosofia é bastante indirecta, mas é uma parte do Yoga na qual eles de alguma forma tropeçaram.

Nesses casos em que conseguem fazer com que uma pessoa se livre do sofrimento negando-o, eles realmente ensinaram uma parte de *Pratyahara*, pois fizeram com que a mente da pessoa ensinada fosse forte o suficiente para se recusar a registar os sentidos. Os hipnotizadores de uma maneira similar, por sugestão deles, excitam no paciente uma espécie de *Pratyahara* mórbido por algum tempo. A chamada sugestão hipnótica só pode agir sobre um corpo doente e uma mente nebulosa. E até que o operador, por meio de olhar fixo ou não, tenha conseguido colocar a mente do sujeito numa espécie de condição passiva e mórbida, as suas sugestões nunca funcionam.

Ora o controlo dos centros que é estabelecido num paciente hipnótico ou num paciente de cura pela fé é totalmente repreensível, pois leva à ruína final. Não se está realmente a controlar os centros cerebrais pelo poder da própria vontade, mas sim, por assim dizer, a atordoar a mente do paciente por um tempo com golpes repentinos vindos da vontade de outrem. Não é controlar, por meio de rédeas e força muscular, a louca corrida de uma quadriga impetuosa, mas sim pedir a outrem para aplicar pesados golpes nas cabeças dos cavalos, para atordoá-los e acalmá-los. Em cada um destes processos, o homem operado perde uma parte das suas energias mentais e, finalmente, a mente, em vez de ganhar o poder do controlo perfeito, torna-se uma massa disforme e impotente, e o único final do paciente é o asilo lunático.

Toda a tentativa de controlo que não é voluntária, não com a própria mente do controlador, não é apenas desastrosa mas destrói o propósito. O objectivo de cada alma é a liberdade, o domínio, a liberdade da escravidão da matéria e do pensamento, o domínio da natureza externa e interna. Em vez de levar em direcção a isso, cada corrente de vontade de outrem, de qualquer forma que venha para os homens, seja como controlo directo dos meus órgãos, ou como forçando-me a controlá-los sob uma condição mórbida, somente prende mais uma linha na já pesada cadeia existente de escravidão de pensamentos passados, superstição do passado. Portanto, cuidado com o modo como se permite ser influenciado pelos outros. Cuidado como, inadvertidamente, se leva o outro à ruína. É verdade que alguns conseguem fazer bem a muitos, dando uma nova tendência às suas propensões, mas, ao mesmo tempo, trazem a ruína a milhões pelas sugestões hipnóticas inconscientes que lançam ao redor, despertando em homens e mulheres essa mórbida, passiva e hipnótica condição que os torna quase sem alma. Quem pede a alguém que acredite cegamente, ou arrasta a humanidade para trás controlando-a por sua vontade superior, é um injurioso para a humanidade, ainda que ele não tenha pretendido fazê-lo.

Portanto, usai os vossos próprios pensamentos, controlai o vosso corpo e a vossa mente, lembrai-vos de que, mesmo que uma pessoa seja doente, nenhuma vontade estranha pode trabalhar sobre ela, e evitai qualquer um, por mais importante e bondoso que ele possa ser, que vos peça para acreditar cegamente. Em todo o mundo tem havido seitas dançantes, saltantes e uivantes que se espalham como infecções quando começam a cantar, a dançar e a pregar; elas também vêm sob este título. Elas exercem temporariamente um controlo singular sobre pessoas sensíveis, infelizmente, muitas vezes, a longo prazo, para degenerar raças inteiras. Sim, é mais saudável para o indivíduo ou para a raça permanecer malévolo do que ser aparentemente bom por tal controlo mórbido alheio. O coração afunda-se ao pensar na quantidade de injúria causada à humanidade por tal irresponsabilidade, ainda que por bem-intencionados religiosos fanáticos. Eles pouco sabem que as mentes que atingem a súbita agitação espiritual sob as suas sugestões, com música e orações, estão simplesmente a tornar-se passivas, mórbidas e impotentes, e abrir-se a qualquer outra sugestão, mesmo que seja tão má. Essas pessoas ignorantes e iludidas não imaginam que, embora se congratulem pelo seu poder miraculoso de transformar os corações humanos, cujo poder julgam ter sido derramado sobre eles por algum Ser acima das nuvens, estão a espalhar as sementes de alguma futura decadência, de crime, de loucura e de morte. Por isso, cuidado com tudo o que tira a vossa liberdade. Saibais que é perigoso e evitai-o por todos os meios ao vosso alcance. Aquele que conseguiu anexar ou separar a sua mente dos centros, por meio da própria vontade, conseguiu *Pratyahara*, o que significa "reunir-se para", verificando os poderes emergentes da mente, libertando-a da servidão dos sentidos. Quando pudermos fazer isso nós realmente possuiremos um carácter, então apenas teremos dado um longo passo em direcção à liberdade; antes disso somos meras máquinas.

Quão difícil é controlar a mente! Bem tem isto sido comparado ao macaco enlouquecido. Havia um macaco inquieto pela sua própria natureza, como todos os macacos são. Como se isso não bastasse, alguém o fez beber vinho livremente, de modo que ele ficou ainda mais inquieto. Então um escorpião feriu-o. Quando um homem é picado por um escorpião ele salta durante um dia inteiro, então o pobre macaco viu a sua condição pior do que nunca. Para completar a sua miséria um demónio nele entrou. Que linguagem pode descrever a inquietação incontrolável desse macaco? A mente humana é como aquele macaco; incessantemente activo pela sua própria natureza, depois torna-se embriagado com o vinho do desejo, aumentando assim a sua turbulência. Depois que o desejo toma posse vem o aguilhão do escorpião da inveja de outros cujos desejos se realizaram e, por último, o demónio do orgulho toma posse da mente, fazendo-a julgar-se de toda a importância. Quão difícil controlar essa mente!

A primeira lição, então, é sentar-se por algum tempo e deixar a mente seguir em frente. A mente está a borbulhar o tempo todo. É como aquele macaco saltando. Deixai o macaco saltar o máximo que puder; vós simplesmente esperais e assistis. Conhecimento é poder, diz o provérbio, e isso é verdade. Até que vós saibais o que a mente está a fazer, não podeis controlá-la. Dai-lhe o comprimento total das rédeas; muitos pensamentos medonhos podem surgir; ficareis perplexos com a possibilidade de ter tais pensamentos. Mas vós descobrireis que a cada dia os caprichos da mente estão a tornar-se cada vez menos violentos, que a cada dia estais a ficar mais calmos. Nos primeiros meses descobrireis que a mente terá mil pensamentos, mais tarde descobrireis que são reduzidos a talvez setecentos, e depois de alguns meses ela terá cada vez menos, até que finalmente estará sob perfeito controlo, mas devemos pacientemente praticar todos os dias. Assim que a corrente é ligada o motor deve funcionar, e assim que as coisas estão diante de nós, devemos perceber; então um homem, para provar que não é uma máquina, deve demonstrar que está sob o controlo de coisa nenhuma. Este controlo da mente, e não permitindo que ela se junte aos centros, é *Pratyahara*. Como é esta prática? É um trabalho longo, não pode ser feito num dia. Somente depois de uma paciente e contínua luta por anos pode ser bem-sucedido.

A próxima lição depende disso. Depois de se ter praticado o *Pratyahara* por um tempo, dá-se o próximo passo, o *Dharana*, mantendo a mente em certos pontos. O que significa manter a mente em certos pontos? Forçando a mente a sentir certas partes do corpo, excluindo outras. Por exemplo, tentar sentir apenas a mão, excluindo outras partes do corpo. Quando o *Chitta*, ou material mental, está confinado e limitado a um determinado lugar, isso é chamado *Dharana*. Este *Dharana* é de vários tipos, e junto com isto é melhor ter um pouco de imaginação. Por exemplo, a mente deve pensar num ponto no coração. Isso é muito difícil; uma maneira mais fácil é imaginar ali um lótus. Esse lótus é cheio de luz, luz resplandecente. Coloca-se a mente lá. Ou pensa-se no lótus cheio de luz no cérebro, ou nos diferentes centros do *Sushumna* mencionados anteriormente.

O Yogi deve praticar sempre. Ele deve tentar viver sozinho; a companhia de diferentes tipos de pessoas distrai a sua mente; ele não deve falar muito porque falar distrai a mente; nem trabalhar muito porque muito trabalho distrai a mente; a mente não pode ser controlada após o árduo trabalho de um dia inteiro. Alguém com tal determinação torna-se um Yogi. Tal é o poder que mesmo fazendo o mínimo trará uma grande quantidade de benefícios. Não vai prejudicar ninguém, mas vai beneficiar todos. Em primeiro lugar atenuará a excitação nervosa, trará tranquilidade, permitirá ver as coisas mais claramente. O temperamento será melhor e a saúde também. A boa saúde será um dos primeiros sinais, e uma voz bonita. Defeitos na voz serão alterados. Este será um dos primeiros dos muitos efeitos que virão. Aqueles que praticam arduamente obterão muitos outros sinais. Às vezes haverá sons, como um som de sinos ouvidos à distância, misto, e caindo no ouvido como um som contínuo. Serão vistos pequenos pontos de luz flutuando e tornando-se cada vez maiores, e quando isso acontecer, saber-se-á que se está a progredir muito rapidamente. Aqueles que querem ser yogis, e praticar muito, devem tomar um pouco de cuidado com a sua dieta no princípio. Aqueles que querem progredir muito rapidamente, terão mais proveito se conseguirem viver apenas de leite e cereais por alguns meses. Os que querem apenas um pouco de prática para o dia-a-dia, podem comer o que quiserem mas não em demasia.

Para aqueles que querem progredir mais rapidamente e praticar muito, uma dieta rigorosa é absolutamente necessária. À medida que o organismo se torna cada vez mais refinado, descobrireis no início que pequenas coisas podem desequilibrá-lo. Um pouco de comida a mais ou a menos perturbará todo o sistema mas depois poder-se-á comer o que se quiser. Vós ides descobrir que, quando começais a concentrar-vos, a queda de um alfinete parecerá um raio passando pelo vosso cérebro. Os órgãos ficam mais apurados e as percepções ficam mais refinadas. Estes são os estágios pelos quais temos que passar, e todos aqueles que perseverarem terão sucesso. Abandonai toda a argumentação e outras distracções. Existe alguma coisa neste seco jargão intelectual? Isto apenas desequilibra a mente e a perturba. Estas coisas precisam de ser realizadas. A conversa fará isso? Desisti de todas as conversas vãs. Lede apenas os livros que foram escritos por pessoas que tiveram realização.

Sede como a "ostra perolina". Há uma bela fábula Indiana para o efeito que se chover quando a estrela Svati estiver em ascensão e uma gota de chuva cair numa ostra, essa gota se tornará uma pérola. As ostras sabem disso, então elas vêm à superfície quando a estrela brilha e esperam para apanhar a preciosa gota de chuva. Quando uma cai na concha, rapidamente a ostra a fecha e mergulha no fundo do mar para ali desenvolver pacientemente a gota em pérola. Nós deveríamos ser assim. Primeiro ouvir, de seguida entender, e então, deixando todas as distracções, fechar as nossas mentes para influências externas, e nos devotar a desenvolver a verdade dentro de nós. Existe o perigo de desperdiçarmos as nossas energias adoptando uma ideia apenas pela sua novidade, e depois desistirmos por outra que é mais recente. Pegai em algo e fazei, vede o fim e, antes de ver o fim, não desistais. Aquele que pode ficar obcecado com uma ideia, ele sozinho verá a luz. Aqueles que só dão uma mordidela aqui e ali nunca alcançarão algo. Eles podem titilar os nervos deles por um momento, mas aí terminará. Eles serão escravos nas mãos da natureza e nunca irão além dos sentidos.

Aqueles que realmente querem ser Yogis devem desistir, de uma vez por todas, de mordiscar as coisas. Pegai numa ideia.

Fazei dessa ideia a vossa vida; sonhai com isso; pensai nisso; vivei nessa ideia. Permiti o cérebro, o corpo, músculos, nervos, todas as partes do vosso corpo estarem cheias dessa ideia, e apenas esquecei todas as outras ideias. Este é o caminho para o sucesso, e é assim que grandes gigantes espirituais são produzidos. Outros são meras máquinas falantes. Se realmente queremos ser abençoados, e tornar outros abençoados, devemos ir mais fundo, e, para o primeiro passo, não perturbar a mente, e não nos associarmos com pessoas cujas ideias são perturbadoras. Todos vós sabeis que certas pessoas, certos lugares, certos alimentos, repelem-vos. Evitai-os; e aqueles que querem ir ao mais alto devem evitar toda a companhia, boa ou má. Praticar muito; quer vivais ou morrais, isso não importa. Vós tendes que mergulhar e trabalhar sem pensar no resultado. Se vós sois corajosos o suficiente, em seis meses cada um de vós será um perfeito Yogi. Mas, para outros, aqueles que tomam apenas um pouco disto, um pouco de tudo, jamais conseguirão. Não adianta simplesmente fazer um curso de lições. Aqueles que estão cheios de *Tamas*, ignorantes e aborrecidos, aqueles cujas mentes nunca se fixam numa ideia, que apenas anseiam por algo para entretê-los—religião e filosofia são simplesmente entretenimentos para eles. Eles vêm à religião como entretenimento, e conseguem um pouco de entretenimento. Estes são os não perseverantes. Eles ouvem uma conversa, acham isso muito agradável, e depois vão para casa e esquecem tudo sobre isso. Para vós terdes sucesso, deveis ter uma grande perseverança, uma espantosa vontade. «Vou beber o oceano», diz a alma perseverante. "Pela minha vontade as montanhas vão desmoronar." Tende esse tipo de energia, esse tipo de vontade, trabalhai duramente, e alcançareis o objectivo.

VII

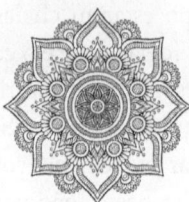

Dhyana & Samadhi

TERMINAMOS uma análise superficial dos diferentes passos em *Raja Yoga*, excepto os mais finos, o treino em concentração, o qual é o alvo, o objectivo, para o qual *Raja Yoga* nos vai levar. Nós vemos, como seres humanos, que todo o nosso conhecimento que é chamado racional é referido à consciência. Estou consciente desta mesa, estou consciente da sua presença, e assim por diante, e isso faz-me saber que vós estais aqui, e que a mesa está aqui, e as coisas que vejo, sinto e ouço, estão aqui. Ao mesmo tempo, há uma grande parte da minha existência da qual não sou consciente—todos os diferentes órgãos dentro do corpo, as diferentes partes do cérebro, o próprio cérebro; ninguém tem consciência destas coisas.

Quando mastigo a comida faço-o conscientemente, quando a assimilo faço-o inconscientemente, quando o alimento é transformado em sangue, isto é feito inconscientemente; quando o sangue vai para todas as diferentes partes do meu corpo, isto é feito inconscientemente; e ainda sou eu quem está a fazer isto; não pode haver vinte pessoas num só corpo. Como sei que sou eu a fazer isto, e mais ninguém? Pode-se dizer que a minha actividade é apenas comer, e assimilar a comida, e que produzir o corpo sem comida é feito para mim por outra pessoa. Isso não pode ser, porque é possível ser demonstrado que quase toda a acção da qual estamos inconscientes pode agora ser novamente levada ao plano da consciência. O coração está a bater aparentemente sem o nosso controlo; nenhum de nós aqui pode controlar o coração; ele segue o seu próprio modo. Mas pela prática os homens podem mesmo controlar o coração, até mesmo que ele bata por meio de vontade, lentamente, ou rapidamente, ou quase pare. Quase todas as partes do corpo podem ser controladas. O que mostra isto? Que estas coisas que estão abaixo da consciência também são trabalhadas por nós, só que estamos a fazer inconscientemente. Temos, então, dois planos nos quais a mente humana está a trabalhar. Primeiro é o plano consciente; isto é, aquele tipo de trabalho que é sempre acompanhado pelo sentimento de egoísmo. Aquela parte da obra mental que não está acompanhada do sentimento de egoísmo é um trabalho inconsciente, e a parte que é acompanhada do sentimento de egoísmo é um trabalho consciente. Nos animais inferiores, este trabalho inconsciente é chamado de instinto. Nos animais superiores, e no mais alto dos animais, o homem, a segunda parte, aquilo que é acompanhado pelo sentimento de egoísmo, prevalece e é chamado de trabalho consciente.

Mas isto não termina aqui. Existe um plano ainda mais elevado sobre o qual a mente pode trabalhar. Pode ir além da consciência. Assim como o trabalho inconsciente está abaixo da consciência, há outro trabalho que está acima da consciência e que também não é acompanhado do sentimento de egoísmo. O sentimento de egoísmo é apenas no plano do meio. Quando a mente está acima ou abaixo dessa linha não há sentimento de "eu", e no entanto a mente funciona. Quando a mente vai além dessa linha de autoconsciência isto é denominado *Samadhi*, ou superconsciência. Está acima da consciência. Como, por exemplo, sabemos que um homem em *Samadhi* não ficou abaixo da sua consciência, não degenerou, em vez de subir? Em ambos os casos as obras não são acompanhadas pelo egoísmo? A resposta é dada pelos efeitos, pelos resultados do trabalho, sabemos o que está abaixo e o que está acima. Quando um homem entra em sono profundo ele entra num plano abaixo da consciência. Ele trabalha o corpo a cada instante, ele respira, ele move o corpo, quiçá, no seu sono, sem qualquer sentimento de acompanhamento do ego; ele está inconsciente, e quando volta do sono é o mesmo homem que entrou nele. A soma total do conhecimento que ele teve antes de entrar no sono permanece a mesma; não aumentou em nada. Nenhuma iluminação chegou. Mas se um homem entrar em *Samadhi*, se lá entrar como um néscio, ele sairá como um sábio.

O que faz a diferença? De um estado um homem sai o mesmo homem que entrou, e de outro estado o homem se torna iluminado, um sábio, um profeta, um santo, todo o seu carácter mudado, a sua vida mudada, iluminada. Estes são os dois efeitos. Ora os efeitos sendo diferentes, as causas devem ser diferentes. Como essa iluminação, com a qual um homem volta de *Samadhi*, é muito mais alta do que pode ser obtida da inconsciência, ou muito mais alta do que pode ser obtida pelo raciocínio num estado consciente, deve ser superconsciência, e *Samadhi* é chamado de estado superconsciente.

Isto, em suma, é a ideia do *Samadhi*. Qual é a sua aplicação? A aplicação está aqui. O campo da razão, ou do funcionamento consciente da mente, é estreito e limitado. Há um pequeno círculo dentro do qual a razão humana terá que se mover. Não pode ir além disso. Toda a tentativa de ir além é impossível, no entanto é além deste círculo da razão que reside tudo o que a humanidade mais preza. Todas estas questões, se existe uma alma imortal, se existe um Deus, se existe qualquer inteligência suprema guiando este universo, estão além do campo da razão. A razão nunca pode responder a estas perguntas. O que diz a razão? Diz: "Eu sou agnóstico; eu não sei se sim ou se não". No entanto estas questões são importantes para nós. Sem uma resposta adequada para elas, a vida humana será impossível. Todas as nossas teorias éticas, todas as nossas atitudes morais, tudo o que é bom e grande na natureza humana, tem sido moldado em respostas que vieram do além desse círculo. É muito importante, portanto, que tenhamos respostas para estas perguntas; sem tais respostas, a vida humana será impossível. Se a vida é apenas uma coisa de cinco minutos, se o universo é apenas uma "combinação fortuita de átomos", então por que deveria eu fazer o bem a outro? Por que deveria haver misericórdia, justiça, ou sentimento de compaixão? A melhor coisa para este mundo seria forragear enquanto o sol brilha, cada um por si mesmo. Se não há esperança, por que deveria eu amar o meu irmão e não cortar-lhe a garganta? Se não há nada além, se não há liberdade, mas apenas leis mortais rigorosas, eu deveria apenas tentar fazer-me feliz aqui. Hoje em dia, encontrareis pessoas dizendo que têm motivos utilitários como base de toda a moralidade. Qual é essa base? Obtendo a maior quantidade de felicidade para o maior número. Por que deveria eu fazer isso? Por que não deveria eu produzir a maior infelicidade para o maior número, se isso serve ao meu propósito? Como os utilitaristas responderão a esta pergunta? Como sabeis o que é certo ou o que é errado? Eu sou impelido pelo meu desejo de felicidade e eu cumpro-o, e é da minha natureza; eu nada sei do além. Eu tenho estes desejos e devo cumpri-los; por que deveríeis vós reclamar? De onde vêm todas estas verdades sobre a vida humana, sobre a moralidade, sobre a alma imortal, sobre Deus, sobre o amor e simpatia, sobre ser bom e, acima de tudo, sobre ser desinteressado?

Toda a ética, toda a acção humana e todo o pensamento humano, apegam-se a esta única ideia de altruísmo; toda a ideia da vida humana pode ser colocada nessa única palavra, altruísmo. Por que devemos ser altruístas? Onde está a necessidade, a força, o poder de ser altruísta? Por que deveria eu ser? Tu consideras-te um homem racional, um utilitarista, mas, se não me mostrares uma razão, eu digo que tu és irracional. Mostra-me a razão pela qual eu não deveria ser egoísta, por que não deveria eu ser como um bruto, agindo sem razão? Pode ser bom como poesia, mas poesia não é razão. Mostra-me um motivo. Por que devo ser altruísta e por que devo ser bom? Porque o Sr. "Fulano" e a Sra. "Sicrana" dizem que isso não me pesa. Onde está a utilidade do meu ser altruísta? A minha utilidade é ser egoísta, se utilidade significa a maior quantidade de felicidade. Eu posso obter a maior quantidade de felicidade enganando e roubando os outros. Qual é a resposta? O utilitarista nunca a pode dar. A resposta é que este mundo é apenas uma gota num oceano infinito, um elo numa cadeia infinita. Onde é que aqueles que pregavam o altruísmo e o ensinavam à raça humana obtinham esta ideia? Sabemos que não é instintivo; os animais, os quais têm instinto, não sabem disto. Nem é razão; a razão não sabe nada sobre estas ideias. De onde vieram elas?

Encontramos, ao estudar a história, um facto em comum entre todos os grandes mestres de religião que o mundo já teve; todos eles afirmam ter obtido estas verdades do além, apenas muitos deles não sabiam o que estavam a receber. Por exemplo, um diria que um anjo desceu na forma de um ser humano, com asas, e disse-lhe: "Ouve, ó homem, esta é a mensagem." Outro diz que um Deva, um ser brilhante, apareceu-lhe. Outro diz que sonhou que o seu antepassado veio e lhe contou todas estas coisas. Ele não sabia nada além disso. Mas esta coisa é comum, que todos afirmam a vinda de anjos, ou ouviram a voz de Deus, ou tiveram alguma visão maravilhosa. Todos afirmam que este conhecimento veio para eles do além, não através do seu poder de raciocínio. O que ensina a ciência do Yoga? Ensina que eles estavam certos em afirmar que esse conhecimento lhes veio de fora do raciocínio, no entanto veio de dentro deles próprios.

O Yogi ensina que a mente em si tem um estado mais elevado de existência, além da razão—um estado superconsciente. Quando a mente chega àquele estado mais elevado, então este conhecimento, além da razão, chega a um homem—o conhecimento metafísico, além de todo o conhecimento físico.

O conhecimento metafísico e transcendental sobrevém àquele homem, e esse estado de ir além da razão, transcendendo a natureza humana comum, às vezes pode vir por acaso a um homem que não entende a sua ciência; ele, por assim dizer, tropeça nele. Quando ele se depara com isto, ele geralmente interpreta-o externamente. Então, isto explica o porquê de uma inspiração, ou este conhecimento transcendental, poder ser a mesma coisa em diferentes países, mas num país ele parece vir através de um anjo, e noutro através de um Deva, e noutro através de Deus. O que significa isto? Significa que a mente trouxe o conhecimento por sua própria natureza e que a descoberta do conhecimento foi interpretada de acordo com as crenças e a educação da pessoa por meio da qual ele veio. O facto real é que estes vários homens, por assim dizer, tropeçaram neste estado superconsciente.

O Yogi diz que há um grande perigo em tropeçar neste estado. Em muitos casos existe o perigo do cérebro ser destruído, e, via de regra, vós descobrireis que todos aqueles homens, por maiores que tenham sido, que tropeçaram neste estado superconsciente, sem entendê-lo, tactearam no escuro, e geralmente tiveram, junto com o seu conhecimento, alguma superstição pitoresca. Eles abriram-se à alucinação. Maomé afirmou que, um dia, numa caverna, o Anjo Gabriel veio a ele e o levou no cavalo celestial, Harak, visitando os céus. Não obstante, com tudo isso, Maomé falou algumas maravilhosas verdades. Se vós lerdes o Alcorão, encontrareis as verdades mais maravilhosas misturadas com estas superstições. Como explicar isto? Esse homem foi inspirado, sem dúvida, mas essa inspiração foi, por assim dizer, encontrada por acaso. Ele não era um Yogi treinado e não sabia a razão do que estava a fazer. Pensai no bem que Maomé fez ao mundo e pensai no grande mal que foi feito através do seu fanatismo! Pensai nos milhões massacrados através dos seus ensinamentos, mães sem filhos, crianças órfãs, países inteiros destruídos, milhões e milhões de pessoas mortas!

Então vemos no estudo das vidas de todos estes grandes professores que havia este perigo. No entanto descobrimos, ao mesmo tempo, que todos eles foram inspirados. De uma forma ou de outra eles entravam neste estado superconsciente, sempre que um profeta entrava naquele estado pela simples força da emoção, apenas aumentando a sua natureza emocional, ele trazia para fora algumas verdades, mas também algum fanatismo, alguma superstição que prejudicava o mundo tanto quanto a grandeza do ensinamento beneficiava. Para extrair qualquer razão desta massa de incongruência a que chamamos vida humana temos que transcender a nossa razão, todavia devemos fazê-lo cientificamente, lentamente, pela prática regular, e devemos livrar-nos de toda a superstição. Devemos aceitá-la como qualquer outra ciência, a razão que devemos ter para estabelecer os nossos alicerces, a razão que devemos seguir na medida em que nos conduz, e quando a razão falha, a própria razão nos mostrará o caminho para o plano mais elevado. Então sempre que ouvimos um homem dizer "estou inspirado", e depois falar sobre o mais irracional absurdo, simplesmente rejeitar isso. Por quê? Porque estes três estados da mente—instinto, razão e superconsciência, ou os estados inconsciente, consciente e superconsciente—pertencem à mesma mente. Não há três mentes num homem, porém um estado se desenvolve no outro. O instinto desenvolve-se na razão e a razão na consciência transcendental; portanto, um nunca contradiz o outro. Assim, sempre que encontrardes declarações excêntricas, as quais contradizem a razão humana e o senso comum, rejeitai-as sem medo algum porque a verdadeira inspiração nunca será contraditória, mas será cumprida. Assim como encontrais os grandes profetas a dizerem: «Eu não venho para destruir mas para cumprir», então esta inspiração sempre vem para cumprir a razão, e está em harmonia directa com a razão, e sempre que contradiz a razão vós deveis saber que não é inspiração.

Todos os diferentes passos do Yoga têm a intenção de nos levar cientificamente ao estado superconsciente, ou *Samadhi*. Além disso, este é um ponto vital para entender que a inspiração é tanto na natureza de cada homem quanto nos antigos profetas. Estes profetas não eram únicos; eles eram exactamente o mesmo que vós ou eu. Eles eram óptimos Yogis. Eles ganharam esta superconsciência e vós e eu podemos conseguir o mesmo. Eles não eram pessoas especiais. O próprio facto de que um homem chegou a esse estado provará que é possível para todo o homem fazê-lo. Não só é possível mas também todo homem deve, eventualmente, chegar a esse estado, e isso é religião. A experiência é o único professor que temos. Nós podemos conversar e raciocinar toda a nossa vida sem nunca compreender uma palavra de verdade até que a experimentemos por nós mesmos. Vós não podeis fazer de um homem um cirurgião simplesmente dando-lhe alguns livros. Vós não podeis satisfazer a minha curiosidade de ver um país mostrando-me um mapa. Eu devo ter experiência real. Os mapas só podem criar um pouco de curiosidade em nós para obtermos um conhecimento mais perfeito. Além disso, eles não têm qualquer valor. Toda a obstinação aos livros apenas degenera a mente humana. Houve alguma vez uma blasfémia mais horrível do que dizer que todo o conhecimento de Deus está confinado neste ou naquele livro? Como se atrevem os homens a chamar Deus infinito, e ainda tentam comprimi-lo nas capas de um livrinho! Milhões de pessoas têm sido mortas porque não acreditavam no que os livros dizem, porque não imaginariam todo o conhecimento de Deus dentro das capas de um livro. É claro que estas matanças passaram, contudo o mundo ainda está tremendamente confinado por uma crença em livros.

Para alcançarmos o estado superconsciente num modo científico, temos que passar por estes vários passos que eu tenho ensinado em *Raja Yoga*. Depois de *Pratyahara* e *Dharana*, que ensinei na última palestra, chegamos a *Dhyana*, meditação. Quando a mente foi treinada para permanecer fixa num determinado local interno ou externo, sobrevém-lhe o poder de, por assim dizer, fluir numa corrente ininterrupta em direcção àquele ponto. Este estado é chamado *Dhyana*. Quando este poder de *Dhyana* tiver sido tão intensificado a ponto de ser capaz de rejeitar a parte externa da percepção, e permanecer meditando apenas na parte interna, o significado, esse estado é denominado *Samadhi*. Os três—*Dharana*, *Dhyana* e *Samadhi*—juntos são denominados *Samyama*. Isto é, se a mente pode primeiro concentrar-se num objecto e depois é capaz de permanecer nessa concentração por um período de tempo, e então, por concentração contínua, residir apenas na parte interna da percepção da qual o objecto foi o efeito, tudo vem sob o controlo de tal mente.

Este estado meditativo é o mais alto estado de existência. Enquanto houver desejo não haverá felicidade real. É apenas o contemplativo, estudo testemunhal de objectos, que nos traz realmente prazer e felicidade. O animal tem a sua felicidade nos sentidos, o homem no seu intelecto, e a Divindade na contemplação espiritual. É somente para a alma que atingiu este estado contemplativo que o mundo realmente se torna belo. Para aquele que não tem desejos, e não se mistura com eles, as múltiplas mudanças da natureza são um panorama de beleza e sublimidade.

Estas ideias devem ser entendidas em *Dhyana* ou meditação. Nós ouvimos um som. Primeiramente há a vibração externa, segundo, o movimento do nervo que a transporta para a mente, terceiro, a reacção da mente, juntamente com o que inflama o conhecimento do objecto que foi a causa externa destas diferentes mudanças das vibrações etéreas para a reacção mental. Estas três são denominadas em Yoga, *Sabdha* (som), *Artha* (significado) e *Jnana* (conhecimento). Na linguagem da

fisiologia chamam-se a vibração etérea, o movimento no nervo
e no cérebro, e a reacção mental. Agora, estes processos, embora
distintos, misturaram-se de tal maneira que se tornaram
bastante indistintos. De facto, não podemos agora perceber
qualquer uma destas causas; só percebemos o efeito destas
três, cujo efeito chamamos de objecto externo. Todo o acto de
percepção inclui estas três, e não há razão para não podermos
distinguir entre elas.

Quando, pelos preparativos anteriores, a mente se torna
forte e controlada, e o poder da percepção mais refinada é
alcançado, então a mente deve ser empregue na meditação.
Essa meditação deve começar com objectos grosseiros e subir
lentamente até aos mais finos, depois para mais finos e mais
finos, até que se torne sem objecto. A mente deve primeiro ser
usada para perceber as causas externas das sensações, depois os
movimentos internos, e depois a reacção da mente. Quando
tiver conseguido perceber as causas externas das sensações
por si mesma ela adquirirá o poder de perceber toda a fina
existência material, todos os corpos e formas subtis. Quando
conseguir perceber os movimentos interiores, por si só, ganhará
o controlo de todas as ondas mentais, em si mesma ou nas
outras, mesmo antes de se converterem em forças físicas; e
quando ela for capaz de perceber a reacção mental por si só o
Yogi adquirirá o conhecimento de tudo, pois todo o objecto
sensível, e todo o pensamento, é o resultado desta reacção.
Então ele terá visto, por assim dizer, os próprios alicerces da sua
mente, e estará sob o seu perfeito controlo. Diferentes poderes
virão para o Yogi, e se ele ceder às tentações de qualquer um
deles o caminho para o seu progresso será barrado. Tal é o mal
de correr atrás de prazeres. Mas, se ele for forte o suficiente para
rejeitar até mesmo estes poderes miraculosos, ele alcançará o
objectivo do Yoga, a completa supressão das ondas no oceano
da mente; então a glória da alma, desimpedida pelas distracções
da mente, ou pelos movimentos do seu corpo, brilhará em

sua plena refulgência. E o Yogi vai encontrar-se como ele é e como sempre foi, a essência do conhecimento, o imortal, tudo permeando.

Samadhi é a propriedade de cada ser humano—ou melhor, de cada animal. Do menor animal ao mais alto ser angélico, por mais ou menos tempo cada um terá que chegar a esse estado, e então, e então sozinho, a religião começará para ele. E todo este tempo, o que estamos a fazer? Estamos apenas a lutar em direcção a esse estágio, não há diferença entre nós e aqueles que não têm religião, porque não tivemos nenhuma experiência. Para que serve a concentração, salvo para nos levar a essa experiência? Cada um dos passos para alcançar este *Samadhi* foi fundamentado, devidamente ajustado, cientificamente organizado e, quando fielmente praticado, certamente nos levará ao fim desejado. Então todos os sofrimentos cessarão, todas as misérias; as sementes das acções serão queimadas e a alma será livre para sempre.

VIII

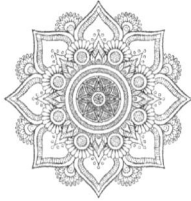

Raja Yoga em Resumo

ISTO é um resumo do *Raja Yoga* traduzido livremente do Kurma Purana.

    O fogo do Yoga queima a jaula do pecado que está ao redor de um homem. O conhecimento purifica-se e o Nirvana é obtido directamente. Do Yoga vem o conhecimento, o conhecimento novamente ajuda o Yogi. Aquele que é uma combinação de Yoga e conhecimento, com ele o Senhor está satisfeito. Aqueles que praticam o *Mahayoga*, uma vez por dia, ou duas vezes por dia, ou três vezes, ou sempre, sabem que são deuses. Yoga é dividido em duas partes. Uma é chamada *Abhava* e a outra *Mahayoga*. Onde o "ser" de alguém é meditado como zero, e desprovido de qualidade, isso é chamado de *Abhava*; o Yogi compreende o seu Ser. Aquilo em que se vê o Ser cheio de felicidade e desprovido de todas as impurezas, e um com Deus, é chamado de *Mahayoga*. Os outros Yogas que lemos e ouvimos não merecem uma partícula deste grande *Brahmayoga*, em que o Yogi se encontra a si mesmo e a todo o universo como o próprio Deus. Este é o mais alto de todos os Yogas.

    Estes são os passos em Raja Yoga. *Yama, Niyama, Asana, Pranayama, Pratyahara, Dharana, Dhyana* e *Samadhi*, dos quais, sem ferir ninguém, veracidade, não cobiçar, castidade, não receber nada de outro, são chamados de *Yama*; isto purifica a mente, o *Chitta*. Por pensamento, palavra, e acção, sempre e em todo o ser vivo, não produzir dor é o que se chama *Ahimsa*, não ferir. Não há virtude superior a esta "não ferir". Não há felicidade maior do que a que um homem obtém com esta atitude de "não ofender" a toda a criação. Pela verdade nós alcançamos a obra. Através da verdade tudo é alcançado; tudo é estabelecido na verdade. Relatando os factos como eles são; isto é verdade. Não ficar com os bens dos outros furtivamente ou pela força é chamado de *Asteyam*, não cobiçar. A castidade no pensamento, palavra, e acção, sempre, e em todas as condições, é o que é chamado *Brahmacharya*. Não receber qualquer presente de qualquer pessoa, mesmo quando se está a sofrer terrivelmente, é o que é chamado *Aparigraha*. Quando um homem recebe um presente de outro homem, a teoria é a de que o seu coração torna-se impuro, ele torna-se inferior, perde a sua independência, torna-se vinculado e preso. Os seguintes são ajuda para haver sucesso no Yoga. *Niyama*, hábitos regulares e disciplina; *Tapas*, austeridade; *Sradhyaya*, estudo; *Santela*, contentamento; *Saucham*, pureza; *Isvara pranidhana*, reverência a Deus. O jejum, ou outras formas de controlar o corpo, é chamado de *Tapas* físico. Repetindo os Vedas e outros *Mantrams*, pelos quais o *Sattva* material no corpo é purificado, é chamado de estudo, *Sradhyaya*. Existem três tipos de repetições destes *Mantrams*. Uma é chamada verbal, outra semi-verbal e a terceira mental. A verbal ou audível é a mais baixa, e a inaudível é a mais alta de todas. A repetição que é tão sonora que qualquer um pode ouvir é a verbal; a próxima é onde somente os órgãos começam a vibrar, mas nenhum som é ouvido; alguém sentado perto não consegue ouvir o que está sendo dito. Aquela na qual não há som, apenas repetição mental do *Mantram*, ao mesmo tempo em que se pensa o seu significado, é chamada de "murmúrio mental" e é a mais elevada. Os sábios têm dito que existem dois tipos de purificação, externa e interna. A purificação para o corpo é pela água, terra, ou outros materiais; a purificação externa, através do banho, etc. A purificação da mente pela verdade, e por todas as outras virtudes, é o que é chamada de purificação interna.

Ambas são necessárias. Não é suficiente que um homem seja internamente puro e externamente sujo. Quando ambas não são atingíveis a pureza interna é a melhor, mas ninguém será um Yogi até que tenha ambas. A adoração é por louvor, pela memória, por ter devoção a Deus.

Nós falamos sobre *Yama* e *Niyama*; em seguida vem *Pranayama*. *Prana* significa as forças vitais no próprio corpo, *Yama* significa controlá-las. Existem três tipos de *Pranayama*, o muito simples, o médio e o muito elevado. O todo do *Pranayama* é dividido em duas partes; um é chamado de preenchimento e o outro é chamado de esvaziamento. Quando se começa com doze segundos é o *Pranayama* mais baixo; quando se começa com vinte e quatro segundos é o *Pranayama* médio; o *Pranayama* melhor é aquele em que se começa com trinta e seis segundos. O *Pranayama* em que primeiramente existe perspiração, de seguida a vibração do corpo, e depois saindo do assento e unindo-se à alma do homem com grande êxtase é o mais alto *Pranayama*. Existe um *Mantram* chamado *Gayatri*. É um verso muito sagrado dos Vedas. "Meditamos sobre a glória daquele Ser que produziu este universo; que Ele ilumine as nossas mentes." Depois Om é juntado a isto, no começo e no fim. Num *Pranayama* repita três *Gayatris*. Em todos os livros eles falam de *Pranayama* sendo dividido em *Rechaka* (rejeitar ou exalar), *Puraka* (inalar) e *Kumbhaka* (contenção, sustentação). Os *Indriyas*, os órgãos dos sentidos, estão a agir para fora e a entrar em contacto com objectos externos. Trazê-los sob o controlo da vontade é o que é chamado de *Pratyahara*; reunir-se para si mesmo é a tradução literal.

Fixar a mente no lótus do coração, ou no centro da cabeça, é o que é chamado de *Dharana*. Ao permanecer num lugar, fazendo-o como base, onde as ondas da mente se elevam, sem serem tocadas pelas outras ondas—quando todas as outras ondas pararam—e só uma onda surge na mente, isso é chamado de *Dhyana*, meditação. Quando nenhuma base é necessária, quando toda a mente se torna uma onda, "formação única", isto é chamado de *Samadhi*. Desprovido de toda a ajuda de lugares e centros, somente o significado da coisa está presente. Se a mente puder ser fixada num centro por doze segundos será um *Dharana*, doze desses *Dharanas* será um *Dhyana*, e doze desses *Dhyanas* será um *Samadhi*. O próximo é *Asana* (postura). A única coisa a entender é manter o corpo recto, deixando o corpo livre, com o peito, os ombros e a cabeça em linha recta. Onde há fogo, ou na água, ou no chão que está coberto de folhas secas, ou onde há animais selvagens, onde quatro ruas se encontram, ou onde há muito barulho, ou muito medo, ou muitas formigas, onde existem muitas pessoas más, o Yoga não deve ser praticado em tais lugares. Isto aplica-se mais particularmente à Índia. Quando o corpo se sente muito preguiçoso não pratiqueis, ou quando a mente está miserável e triste, ou quando o corpo está doente. Ide para um lugar bem escondido, e onde as pessoas não vos perturbem. Quando não quiserdes que as pessoas saibam o que estais a fazer, toda a curiosidade do mundo será despertada, mas, se fordes para a rua e quiserdes que as pessoas saibam o que estais a fazer, elas não se importarão. Não escolhais lugares sujos. Preferi escolher belas paisagens, ou uma bonita sala na vossa própria casa. Quando praticardes, primeiro saudai todos os antigos Yogis, e o vosso próprio Guru, e Deus, e então começai.

Dhyana é falado, e alguns exemplos são dados sobre o que meditar. Sentai-vos direitos e olhai para a ponta do vosso nariz. Mais tarde chegaremos a saber como isso concentra a mente, como controlando os dois nervos ópticos avançamos muito em direcção ao controlo do arco de reacção, e então ao controlo da vontade. Estes são alguns espécimes de meditação. Imaginai um lótus no topo da cabeça, vários centímetros acima, e a virtude como o seu centro, o pedúnculo como conhecimento. As oito pétalas do lótus são os oito poderes do Yogi. No interior, os estames e pistilos são a renúncia. Se o Yogi recusa os poderes externos ele chegará à salvação. Assim as oito pétalas do lótus são as oito potências, mas os estames e pistilos internos são a extrema renúncia, a renúncia de todas estas. Dentro desse lótus, pensai em O Dourado, o Todo-Poderoso, o Intangível, Aquele cujo nome é Om, o Inexprimível, cercado de luz refulgente. Meditai nisso. Outra meditação é dada. Pensai num espaço no vosso ouvido e, no meio desse espaço, pensai que uma chama está a arder. Pensai nessa chama como a vossa própria alma, e dentro dessa chama há outro espaço, refulgente, e que isso é a Alma da vossa alma, Deus. Meditai sobre isso no coração. Castidade, não ferir, perdoar a todos, até mesmo o maior inimigo, a verdade, a fé no Senhor, estes são todos diferentes *Vrittis*. Não tenhais medo se não fordes perfeitos em todos estes; trabalhai, e os outros virão. Aquele que abandonou toda a obstinação, todo o medo e toda a ira, aquele cuja alma foi toda para o Senhor, aquele que se refugiou no Senhor, cujo coração se purificou, com tudo o que desejar ele vem ao Senhor, Ele lhe concederá isso. Portanto, adorai-O através do conhecimento, ou adorai-O através do amor, ou adorai-O através da renúncia.

"Ele é o meu amado adorador, ele é meu amado Bhakta, que não é ciumento de nenhum ser, que é amigo de todos, que é misericordioso para com todos, que não tem nada próprio, cujo egoísmo está perdido: aquele que está sempre satisfeito; aquele que trabalha sempre em Yoga, cujo ego se tornou controlado, cuja vontade é firme, cuja mente e cuja inteligência são entregues a mim, fica sabendo que ele é meu amado Bhakta. De quem não vem perturbação, que nunca se torna causa de perturbação para os outros, aquele que abandonou a excessiva alegria, a tristeza, o medo, e a ansiedade. Tal pessoa é minha amada. Aquele que não depende de nada, puro, activo, desistindo de tudo, que não se importa se vem o bem ou o mal, nunca se torna infeliz; aquele que é o mesmo em louvor ou em culpa, silencioso, pensativo, abençoado com o pouco que vem no seu caminho, sem lar, aquele que não tem lar, o mundo inteiro é o seu lar, firme nas suas ideias, tal pessoa se torna um Yogi."

Havia um grande deus-sábio chamado Narada. Assim como há sábios entre os homens, grandes Yogis, existem também grandes Yogis entre os deuses. Narada era um bom Yogi, muito bom. Ele viajava por toda a parte, e um dia estava a passar por uma floresta, e viu um homem que tinha estado a meditar até as formigas-brancas terem construído um enorme montão ao redor do corpo dele, ele tinha estado sentado naquela posição muito tempo. Ele disse a Narada: "Para onde vais?" Narada respondeu: "Eu vou para o céu." "Então pergunta a Deus quando será Ele misericordioso comigo; quando alcançarei a liberdade." Mais adiante Narada viu outro homem. Este estava saltando, cantando, dançando e dizendo: "Oh, Narada, para onde vais?" A sua voz e os seus gestos eram selvagens. Narada disse: "Eu vou para o céu". "Então, pergunta quando serei eu livre." Então Narada continuou. Com o passar do tempo, ele voltou pela mesma estrada, e lá estava o homem que tinha estado a meditar até que o formigueiro o envolveu. O homem falou: "Oh, Narada, perguntaste ao Senhor sobre mim?" "Oh, sim." "O que disse Ele?" "O Senhor disse-me que tu alcançarias a liberdade em mais quatro nascimentos." Então o homem começou a chorar e a lamentar, e disse: "Eu meditei até um formigueiro ter sido levantado ao meu redor, e tenho mais quatro nascimentos ainda!" Narada foi na direcção do outro homem. "Tu fizeste a minha pergunta?" "Oh, sim. Tu vês esta árvore de tamarindo? Eu tenho de te dizer que quantas folhas existirem nesta árvore, tantas vezes tu nascerás, e então alcançarás a liberdade." Então o homem começou a dançar de alegria, e disse: "Eu terei liberdade depois tão curto tempo." Uma voz veio, "Meu filho, tu terás liberdade neste minuto." Essa foi a recompensa pela sua perseverança. Ele estava pronto para trabalhar com todos aqueles nascimentos, nada o desencorajou. Mas o primeiro homem sentiu que ainda mais quatro nascimentos seria demasiado longo. Apenas a perseverança como a do homem que estava disposto a esperar trará o maior resultado.

OS AFORISMOS DE YOGA DE PATANJALI

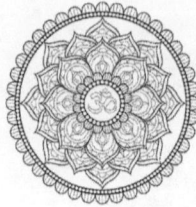

Introdução

ANTES de entrar nos Aforismos de Yoga vou tentar discutir uma grande questão para os Yogis, sobre a qual toda a teoria da religião repousa. Parece consenso de opinião das grandes mentes do mundo, e quase foi demonstrado pelos pesquisadores sobre a natureza física, de que somos o resultado e a manifestação de uma condição absoluta, de volta à nossa relativa condição actual, e daqui para a frente voltar novamente a esse absoluto. Isto sendo concedido, a questão é, qual é melhor, o absoluto ou este estado? Não faltam pessoas a pensar que este estado manifesto é o estado mais elevado do homem. Pensadores de grande calibre são da opinião de que somos espécimes manifestos de um ser indiferenciado, e este estado diferenciado é maior que o absoluto. Porque no absoluto não pode haver qualidade alguma eles imaginam que isso deve ser insensato, monótono e sem vida, que somente esta vida pode ser desfrutada, e assim sendo devemos apegar-nos a ela. Antes de mais nada queremos investigar outras soluções de vida. Havia uma antiga solução de que o homem após a morte permanecia o mesmo, que todas as suas partes boas, menos as suas partes más, permaneciam para sempre. Logicamente declarado, isto significa que o objectivo do homem é o mundo; este mundo o levou a um estágio mais alto e, com a eliminação dos seus males, é o estado a que chamam de céu. Esta teoria, à primeira vista, é absurda e pueril,

porque isto não pode ser. Não pode existir bem sem mal ou mal
sem bem. Para viver num mundo onde tudo é bom e nada de
mau é o que os lógicos do Sânscrito chamam de "sonho no ar".
Outra teoria nos tempos modernos tem sido apresentada por
várias escolas, que o destino do homem é continuar sempre a
melhorar, sempre a lutar para, e nunca alcançar, a meta. Esta
afirmação, embora, aparentemente, muito boa, também é
absurda, porque não existe movimento em linha recta. Cada
movimento está num círculo. Se alguém pudesse pegar numa
pedra e projectá-la no espaço, e depois viver o suficiente,
essa pedra voltaria exactamente à sua mão. Uma linha recta,
infinitamente projectada, deve terminar num círculo. Assim
sendo, esta ideia de que o destino do homem é progressão
sempre para frente e adiante, e que nunca pára, é absurda.
Embora alheio ao assunto, posso observar que esta ideia explica
a teoria ética de que não se deve odiar e deve-se amar, porque,
assim como no caso da electricidade, ou de qualquer outra
força, na teoria moderna o poder deixa o dínamo e completa
o círculo de volta ao dínamo. De tal modo com todas as forças
na natureza; elas devem voltar para a fonte. Portanto não odieis
ninguém, porque essa força, esse ódio, que sai de vós, deve,
a longo prazo, voltar para vós. Se amais, esse amor vai voltar
para vós, completando o circuito. É tão certo quanto pode ser,
que todo o ódio que sai do coração do homem volta para ele
com força total; nada pode pará-lo, e todo o impulso de amor
volta para ele. Por outras razões práticas, vemos que a teoria da
progressão eterna é insustentável, pois a destruição é o objectivo
de tudo o que é terrestre. Todas as nossas lutas e esperanças
e medos e alegrias, aonde nos levarão? Todos nós acabaremos
na morte. Nada é tão certo quanto isso. Onde, então, está
este movimento em linha recta? Esta progressão infinita?
Está apenas a sair para uma distância e a voltar novamente ao
centro de onde começou. Vede como, da nébula, o sol, a lua e
as estrelas são produzidos; depois eles dissolvem-se, e voltam

para a nébula. O mesmo está a ser feito em todos os lugares. A planta retira o material da terra, dissolve-se, e devolve-o. Toda a forma neste mundo é retirada dos átomos correspondentes e retorna para esses átomos.

É impossível que a mesma lei aja de maneira diferente em lugares diferentes. A lei é uniforme. Nada é mais certo que isso. Se esta é a lei da natureza, assim é com o pensamento; isto se dissolverá e retornará à sua origem; quer queiramos ou não, teremos que retornar à origem, que é chamada de Deus ou Absoluto. Todos nós viemos de Deus, e todos somos obrigados a ir para Deus, chamai-O por qualquer nome que vós gosteis; chamar-Lhe de Deus, ou Absoluto ou Natureza, ou por qualquer centena de nomes que gosteis, o facto permanece o mesmo. "De quem sai todo este universo, em quem tudo o que nasce vive e para quem tudo retorna". Este é um facto que é certo. A natureza trabalha no mesmo plano; o que está a ser trabalhado numa esfera está a ser trabalhado em milhões de esferas. O que vós vedes com os planetas, o mesmo acontecerá com esta terra, com os homens e com as estrelas. A enorme onda é um poderoso composto de pequenas ondas, pode ser de milhões; a vida do mundo inteiro é um composto de milhões de pequenas vidas, e a morte do mundo inteiro é o composto das mortes daqueles milhões de pequenos seres.

Agora surge a pergunta, está a voltar para Deus o estado superior, ou não está? Os filósofos da escola de Yoga respondem enfaticamente que sim. Dizem que o estado presente do homem é uma degeneração; que não há uma única religião na face da terra que diga que o homem é uma melhoria. A ideia é a de que o seu começo é perfeito e puro, que ele se degenera até não poder degenerar mais, e que deve chegar um momento em que ele volta a subir para completar o círculo; o círculo deve estar lá. Por mais baixo que ele vá, ele deve finalmente curvar para cima novamente, e voltar para a fonte original, que é Deus. O homem vem de Deus no começo, no meio ele se torna homem, e no final ele volta para Deus. Este é o método de colocá-lo na forma dualística. Na forma monista, diz-se que o homem é Deus e volta para Ele novamente. Se o nosso estado actual é o mais elevado, então por que há tanto horror e miséria, e por que há um fim nisto? Se este é o estado mais elevado, por que termina? Aquilo que corrompe e degenera não pode ser o estado mais elevado. Por que deveria ser tão diabólico, tão insatisfatório? É apenas desculpável, na medida em que, através dele, estamos a ocupar um sulco mais alto; temos que passar por isto para nos tornarmos regenerados novamente. Coloca uma semente no chão e ela se desintegra, dissolve-se depois de algum tempo, e dessa dissolução vem a esplêndida árvore. Cada semente deve degenerar para se tornar a árvore imponente. Assim segue que quanto mais cedo sairmos deste estado chamado "homem" melhor para nós. É cometendo suicídio que saímos deste estado? De modo nenhum. Isso tornará tudo ainda pior. Torturar-se, ou condenar o mundo, não é o caminho para sair. Temos que passar pelo 'Slough of Despond', e quanto mais cedo passarmos melhor. Mas deve ser sempre lembrado que este não é o estado mais alto.

A parte realmente difícil de entender é que este estado, o Absoluto, que foi chamado 'o mais alto', não é, como alguns temem, o do zoófito ou o da pedra. Isso seria uma coisa perigosa para pensar. De acordo com estes pensadores existem apenas dois estados de existência, o da pedra e o do pensamento. Que direito têm eles de limitar a existência a estes dois. Não há algo infinitamente superior ao pensamento? As vibrações de luz, quando são muito baixas, nós não vemos; quando se tornam um pouco mais intensas tornam-se luz para nós; quando elas se tornam ainda mais intensas nós não as vemos; está escuro para nós. A escuridão é no final a mesma que no começo? Certamente que não; é a diferença dos dois pólos. A insensibilidade da pedra é a mesma que a insensibilidade de Deus? Certamente que não. Deus não pensa; Ele não raciocina;

por que deveria Ele? Há alguma coisa desconhecida para Ele, sobre a qual deveria Ele raciocinar? A pedra não pode raciocinar; Deus não raciocina. Tal é a diferença. Estes filósofos acham que é terrível se formos além do pensamento; eles nada encontram além do pensamento.

Há estados muito mais altos de existência além do raciocínio. É realmente além do intelecto que se encontra o primeiro estágio da vida religiosa. Quando se ultrapassa o pensamento, o intelecto e todo o raciocínio, então dá-se o primeiro passo em direcção a Deus; e esse é o começo da vida. Isto que é comummente chamado de vida é apenas um estado embrionário.

A próxima pergunta será: qual a prova de que esse estado além do pensamento e do raciocínio é o estado mais elevado? Em primeiro lugar, todos os grandes homens do mundo, muito maiores do que aqueles que apenas falam, homens que moveram o mundo, homens que nunca pensaram em qualquer fim egoísta, declararam que este é apenas um pequeno estágio no caminho, que o Infinito está além. Em segundo lugar, eles não o dizem apenas, mas o abrem para todos, deixam os seus métodos e todos podem seguir os seus passos. Em terceiro lugar, não há outro caminho. Não há outra explicação. Tomando como certo que não há estado mais elevado, por que estamos sempre a passar por este círculo? Que razão pode explicar o mundo? O sensível será o limite para o nosso conhecimento, se não pudermos ir mais longe, se não exigirmos algo mais. Isto é o que é chamado de agnosticismo. Mas que razão há para acreditar no testemunho dos sentidos? Eu chamaria de um verdadeiro agnóstico a quem ficasse parado na rua e morresse. Se a razão é tudo, isto não nos deixa lugar para ficar deste lado do niilismo. Se um homem é agnóstico de tudo excepto de dinheiro, fama e nome, ele é apenas uma fraude. Kant provou, sem sombra de dúvida, que não podemos penetrar além da tremenda parede sem aberturas chamada razão. Mas essa é a primeira ideia sobre a qual todo o pensamento Indiano se posiciona, e se atreve a procurar, e consegue encontrar algo mais elevado do que a razão, onde somente a explicação do estado presente é encontrada. Este é o valor do estudo de algo que nos levará além do mundo. "Tu és nosso Pai e nos levarás para a outra margem deste oceano de ignorância"; essa é a ciência da religião; nada mais pode ser.

I

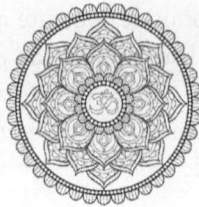

Concentração:
Suas Utilizações Espirituais

1. Agora a concentração é explicada.
2. O Yoga está restringindo a mente-matéria (Chitta) de tomar várias formas (Vrittis).

Uma boa dose de explicação é necessária aqui. Nós temos que entender o que é *Chitta*, e o que são estes *Vrittis*. Eu tenho este olho. Olhos não vêem. Se se tirar o centro do intelecto que está na cabeça, os olhos continuarão lá mas, mesmo com a retina completa e também com imagem, os olhos não verão. Então os olhos são apenas um instrumento secundário, não o órgão da visão. O órgão da visão está no centro nervoso do cérebro. Os dois olhos sozinhos não serão suficientes. Às vezes um homem está a dormir com os olhos abertos. A luz está lá e a imagem está lá, mas uma terceira coisa é necessária; a mente deve ser unida ao órgão. O olho é o instrumento externo, precisamos também do centro do cérebro e da diligência da mente. Carruagens rolam por uma rua e vós não as ouvis. Por quê? Porque a vossa mente não se ligou ao órgão da audição. Primeiro há o instrumento, depois o órgão e, terceiro, o apego mental a esses dois. A mente leva a impressão mais longe e apresenta-a à faculdade determinativa—*Buddhi*—que reage. Junto com essa reacção lampeja a ideia de egoísmo. Então esta mistura de acção e reacção é

apresentada ao *Purusha*, a Alma real, que compreende um objecto
nesta mistura. Os órgãos (*Indriyas*), junto com a mente (*Manas*), a
faculdade determinativa (*Buddhi*) e o egoísmo (*Ahamkara*), formam
o grupo chamado *Antahkarana* (o instrumento interno). Eles são
apenas vários processos na mente-matéria, chamada *Chitta*. As ondas
de pensamento no *Chitta* são chamadas de *Vritti* ('o redemoinho' é
a tradução literal). O que é pensamento? Pensamento é uma força,
assim como gravitação ou repulsão. É absorvido do depósito infinito
de força na natureza; o instrumento chamado *Chitta* toma conta
dessa força enquanto esta desmaia na outra extremidade chama-se
pensamento. Esta força é suprida para nós através da comida, e desse
alimento o corpo obtém o poder do movimento, etc. Outras, as
forças mais subtis, são rejeitadas no que chamamos de pensamento.
Naturalmente vemos que a mente não é inteligente; todavia parece
ser inteligente. Por quê? Porque a alma inteligente está por detrás
disto. Tu és o único ser sensível; a mente é apenas o instrumento
através do qual tu capturas o mundo externo. Pega este livro; como
livro, não existe para além dos limites, o que existe para além dos
limites é desconhecido e incognoscível. É a sugestão que dá um
ímpeto na mente, e a mente dá a reacção. Se uma pedra é lançada
na água, a água é lançada contra ela na forma de ondas. O universo
real é a ocasião da reacção da mente. Uma forma de livro, ou uma
forma de elefante, ou uma forma de homem, não está para além dos
limites; tudo o que sabemos é a nossa reacção mental da sugestão
externa. A matéria é a "possibilidade permanente de sensação",
disse John Stuart Mill. É apenas a sugestão que está para além dos
limites. Toma uma ostra por exemplo. Tu sabes como as pérolas
são feitas. Um grão de areia ou algo entra e começa a irritá-la, e
a ostra lança uma espécie de esmaltação ao redor da areia, e isto
forma a pérola. Todo este universo é o nosso próprio esmalte, por
assim dizer, e o universo real é o grão de areia. O homem comum
nunca vai entender, porque, quando tenta, deita fora um esmalte
e vê apenas o seu próprio esmalte. Agora entendemos o que se
entende por esses *Vrittis*. O homem real está por detrás da mente,

e a mente é o instrumento nas suas mãos, e é a sua inteligência que a percorre. É somente quando tu estás por detrás disto que isto se torna inteligente. Quando o homem desiste, cai em pedaços e nada é. Então entendes o que significa *Chitta*. É o material da mente, e *Vrittis* são as ondas e ondulações que surgem quando causas externas colidem com ele. Esses *Vrittis* são todo o nosso universo.

O fundo do lago não podemos ver, porque a sua superfície está coberta de ondulações. Só é possível vislumbrarmos o fundo quando a ondulação diminui e a água está calma. Se a água estiver barrenta, o fundo não será visto; se a água estiver agitada o tempo todo, o fundo não será visto. Se a água estiver limpa e não houver ondas, veremos o fundo. Aquele fundo do lago é o nosso verdadeiro Eu; o lago é o *Chitta* e as ondas são os *Vrittis*. Mais uma vez, esta mente está em três estados; um deles é a escuridão, que se denomina *Tamas*, assim como em brutos e idiotas; só age para ferir os outros. Nenhuma outra ideia entra nesse estado de espírito. Depois há o estado activo da mente, *Rajas*, cujos principais motivos são poder e prazer. "Eu serei poderoso e governarei os outros." Depois, finalmente, quando as ondas cessarem e a água do lago se tornar clara, há o estado chamado *Sattva*, serenidade, calma. Não é inactivo, mas intensamente activo. É a maior manifestação de poder, estar calmo. É fácil estar activo. Deixa ir as rédeas, e os cavalos arrastar-te-ão para baixo. Qualquer um pode fazer isso, mas quem pode parar os cavalos é o homem forte. Qual requer a maior força, deixar ir ou restringir? O homem calmo não é o homem que está aborrecido. Tu não deves confundir *Sattva* com hebetismo ou preguiça. O homem calmo é aquele que tem a restrição dessas ondas. Actividade é a manifestação da força inferior, calma é a manifestação da força superior.

Este *Chitta* está sempre a tentar voltar ao seu estado natural puro, porém os órgãos puxam-no. Conter e verificar essa tendência extrínseca, e iniciá-lo na jornada de retorno àquela essência da inteligência, é o primeiro passo no Yoga, porque só assim o *Chitta* pode entrar no seu curso adequado.

Embora este *Chitta* esteja em todos os animais, desde o mais baixo até ao mais alto, é apenas na forma humana que encontramos o intelecto, e até que a matéria mental possa tomar a forma de intelecto não é possível que ela retorne através de todos estes passos, e liberte a alma. A salvação imediata é impossível para a vaca e o cão, embora tenham mente, porque o seu *Chitta* ainda não pode tomar aquela forma a que chamamos de intelecto.

Chitta manifesta-se em todas estas diferentes formas— espalhando-se, obscurecendo-se, enfraquecendo-se e concentrando- se. Estes são os quatro estados em que o material mental se manifesta. Primeiro uma forma dispersa, é actividade. A sua tendência é manifestar-se sob a forma de prazer ou de dor. De seguida a forma sombria é a escuridão, a única tendência é ferir os outros. O escoliasta diz que a primeira forma é natural para os Devas, os anjos, e a segunda é a forma demoníaca. O Ekagra, a forma concentrada do *Chitta*, é o que nos leva ao *Samadhi*.

3. Naquela ocasião (o tempo de concentração) o vidente (o Purusha) descansa no seu próprio estado (não modificado).

Logo que as ondas param, e o lago se aquieta, vemos o chão no fundo do lago. Assim com a mente; quando está calma, vemos o que é a nossa própria natureza; nós não nos misturamos mas permanecemos sozinhos.

4. Noutras ocasiões (além da concentração) o vidente é identificado com as modificações.

Por exemplo, eu estou em estado de tristeza; alguém me culpa; isto é uma modificação, *Vritti*, e eu identifico-me com isto, e o resultado é miséria.

5. Existem cinco classes de modificação, dolorosas e não dolorosas.

6. (Estas são) conhecimento correcto, indiscriminação, ilusão verbal, sono, e memória.

7. Percepção directa, inferência, e evidência competente, são provas.

Quando duas das nossas percepções não se contradizem nós chamamos de prova. Eu ouço alguma coisa, e, se contradiz algo já percebido, começo a lutar contra isso e não acredito nisso. Existem também três tipos de prova. Percepção directa, *Pratyaksham*, tudo o que vemos e sentimos, é prova, se não houve nada para iludir os sentidos. Eu vejo o mundo; isso é prova suficiente de que existe. Em segundo lugar, *Anumana*, inferência; tu vês um sinal, e do sinal chegas ao seu significado. Em terceiro lugar, *Aptavakyam*, a percepção directa do Yogi, daqueles que têm visto a verdade. Todos nós estamos a lutar em direcção ao conhecimento, porém tu e eu temos que lutar muito e chegar ao conhecimento através de um longo e fastidioso processo de raciocínio, contudo o Yogi, o puro, tem ido além de tudo isto. Perante a sua mente, o passado, o presente e o futuro são semelhantes a um livro para ele ler; ele não precisa passar por todo este processo entediante, e as suas palavras são provas, porque ele vê conhecimento em si mesmo; ele é Um Omnisciente. Estes, por exemplo, são os autores das Sagradas Escrituras; portanto as Escrituras são prova, e, se tais pessoas existem agora, as suas palavras serão prova. Outros filósofos entram em longas discussões sobre este *Apta*, e eles dizem, qual é a prova de que isto é verdade? A prova é porque eles a vêem; porque tudo que eu vejo é prova, e tudo que tu vês é prova, se não contradiz nenhum conhecimento passado. Há conhecimento além dos sentidos, e sempre que não contradiz a razão e a experiência humana passada, esse conhecimento é prova. Qualquer louco pode entrar nesta sala e dizer que vê anjos ao seu redor, isso não seria prova. Em primeiro lugar, isto deve ser um conhecimento verdadeiro, e, em segundo lugar, não deve contradizer o conhecimento do passado, e em terceiro lugar, deve depender do carácter do homem. Eu ouço dizer que o carácter do homem não é tão importante quanto o que ele pode dizer; devemos primeiro ouvir o que ele diz. Isto pode ser verdadeiro noutras coisas; um homem pode ser mau, e no entanto fazer uma descoberta astronómica, contudo na religião é diferente porque nenhum homem impuro jamais terá o poder de alcançar as verdades da religião. Portanto, primeiro de tudo, temos de ver que o homem que se declara ser um Apta é uma pessoa perfeitamente altruísta e santa; em segundo lugar, que ele chegou além dos sentidos, e em terceiro lugar, que o que ele diz não contradiz o conhecimento passado da humanidade. Qualquer nova descoberta de verdade não contradiz a verdade passada, mas encaixa-se nela. E, em quarto lugar, essa verdade deve ter uma possibilidade de verificação. Se um homem disser "eu tive uma visão" e me disser que não tenho o direito de a ver, eu não acredito nele. Cada um deve ter o poder de ver por si mesmo. Quem vende o seu conhecimento não é um Apta. Todas estas condições devem ser cumpridas; tu deves primeiro ver que o homem é puro e que ele não tem motivo egoísta; que ele não tem avidez de ganho ou fama. Em segundo lugar, ele deve mostrar que é superconsciente. Em terceiro lugar, ele deve dar-nos algo que não podemos obter dos nossos sentidos e que é para o benefício do mundo. E devemos ver que isso não contradiz outras verdades; se contradiz outras verdades científicas, rejeita-o imediatamente. Em quarto lugar, o homem nunca deve ser singular; ele deve representar apenas o que todos os homens podem alcançar. Os três tipos de prova são, então, a percepção directa dos sentidos, a inferência, e as palavras de um Apta. Não consigo traduzir esta palavra para o Inglês. Não é a palavra inspirada porque isso vem de fora, enquanto isto vem de si mesmo. O significado literal é «realizado».

8. *A indiscriminação é um falso conhecimento não estabelecido na natureza real.*

A próxima classe de *Vrittis* que surge é a que confunde uma coisa por outra, como um pedaço de madrepérola a ser interpretado como um pedaço de prata.

9. *A ilusão verbal vem de palavras que não têm realidade (correspondente).*

Existe outra classe de *Vrittis* chamada Vikalpa. Uma palavra é pronunciada e não esperamos para considerar o seu significado; nós saltamos para uma conclusão imediatamente. É o sinal de fraqueza do *Chitta*. Agora tu podes entender a teoria da contenção. Quanto mais fraco o homem menos ele tem de contenção. Considera-te sempre assim. Quando tu estiveres com raiva ou miserável, raciocina isto, como é que algumas notícias que recebes estão a atirar a tua mente para dentro de *Vrittis*.

10. O sono é um Vritti que envolve a sensação de vazio.

A próxima aula de *Vrittis* é chamada de sono e sonho. Quando acordamos nós sabemos que estávamos a dormir; só podemos ter memória da percepção. Daquilo que não percebemos nunca podemos ter memória alguma. Toda a reacção é uma onda no lago. Ora, se, durante o sono, a mente não tivesse ondas, não teria percepções, positivas ou negativas, e, portanto, não nos lembraríamos delas. A razão da nossa lembrança do sono é que durante o sono havia uma certa classe de ondas na mente. A memória é outra classe de *Vrittis*, que é chamada de Smriti.

11. A memória é quando os (Vrittis de) assuntos percebidos não escapam (e através das impressões voltam à consciência).

A memória pode ser causada pelos três anteriores. Por exemplo, tu ouves uma palavra. Essa palavra é como uma pedra atirada no lago de *Chitta*; provoca uma ondulação, e essa ondulação suscita uma série de ondulações; isso é memória. De tal modo no sono. Quando o tipo peculiar de ondulação chamado sono lança o *Chitta* numa onda de memória, isto é chamado de sonho. O sonho é outra forma da ondulação que no estado de vigília é chamada de memória.

12. O seu controlo é por prática e não-apego.

A mente, para ter esse não-apego, deve ser clara, boa e racional. Por que devemos praticar? Porque cada acção é como as pulsações que tremem pela superfície do lago. A vibração desaparece e o que resta? Os *Samskaras*, as impressões. Quando um grande número dessas impressões é deixado na mente elas coalescem-se, aglutinam-se e tornam-se um hábito. Dizem que "o hábito é uma segunda natureza"; é também a primeira natureza e toda a natureza do homem; tudo o que somos é o resultado do hábito. Isso nos dá consolo, porque, se é apenas um hábito, podemos fazer e desfazer isto a qualquer momento. O Samskara é deixado por estas vibrações que passam pela nossa mente, cada uma delas deixando o seu resultado. O nosso carácter é a soma total destas marcas, e conforme prevalece uma determinada onda, a pessoa assume esse tom. Se a bondade prevalecer a pessoa torna-se boa, se a maldade prevalecer a pessoa torna-se má, se a alegria prevalecer a pessoa torna-se feliz. O único remédio para os maus hábitos é contrariar os hábitos; todos os maus hábitos que deixaram as suas impressões devem ser controlados por bons hábitos. Continua a fazer o bem, pensando em sagrados pensamentos continuadamente; essa é a única maneira de suprimir impressões de base. Nunca digas que um homem qualquer é incorrigível, porque ele representa apenas uma personalidade, um conjunto de hábitos, e estes podem ser suprimidos por novos e melhores. O carácter é um conjunto de hábitos repetidos, e só hábitos repetidos podem reformar o carácter.

13. A luta contínua para mantê-los (os Vrittis) perfeitamente restringidos é a prática.

O que é esta prática? A tentativa de restringir a mente na forma *Chitta*, impedir que ela saia em ondas.

14. O seu solo torna-se firme por longos e constantes esforços com grande amor (para o fim a ser alcançado).

Restrição não vem num dia, somente pela longa prática continuada.

15. Esse esforço que chega àqueles que desistiram da sua ânsia de controlar os objectos vistos ou ouvidos é não-apego.

Dois motivos das nossas acções são: (1) O que vemos em nós próprios; (2) A experiência de outros. Estas duas forças estão a mover a mente, o lago, em várias ondas. A renúncia é o poder de lutar contra elas, e manter a mente sob controlo. A renúncia destes dois motivos é o que queremos. Estou a passar por uma rua, e um homem surge e leva o meu relógio. Esta é a minha própria experiência. Eu vejo isto sozinho, e isto imediatamente lança o meu *Chitta* numa onda, assumindo a forma de raiva. Não permitas que isso venha.

Se tu não podes evitar isso, tu não és nada; se tu puderes, tu tens *Vairagyam*. Similarmente, a experiência dos mundanos ensina-nos que os prazeres dos sentidos são o ideal mais elevado. Estes são tremendas tentações. Negá-los e não permitir que a mente entre em forma de onda em relação a eles é renúncia; controlar os dúplices poderes de motivação que surgem da minha própria experiência, e da experiência de outros, e assim impedir que o *Chitta* seja governado por eles, é *Vairagyam*. Estes devem ser controlados por mim, e não eu por eles. Esse tipo de força mental é chamado de renúncia. Este *Vairagyam* é o único caminho para a liberdade.

16. *Aquele extremo não-apego, desistindo até mesmo das qualidades, mostra (a natureza real do) Purusha.*

É a mais alta manifestação de poder quando isto tira mesmo a nossa atracção pelas qualidades. Temos primeiro que entender o que é o *Purusha*, o Ser, e quais são as qualidades. Segundo a filosofia do Yoga, toda a natureza consiste em três qualidades; uma é chamada *Tamas*, outra *Rajas* e a terceira *Sattva*. Estas três qualidades manifestam-se no mundo físico como atracção, repulsa, e controlo. Tudo o que está na natureza, todas as manifestações, são combinações e recombinações destas três forças. Esta natureza foi dividida em várias categorias pelos *Sankhyas*; o Ser do homem está além de todas estas, além da natureza, é resplandecente por Sua própria natureza. É puro e perfeito. O que quer que seja da inteligência que vemos na natureza é apenas o reflexo desse Ser sobre a natureza. A natureza em si é insensível. Tu deves lembrar que a palavra natureza também inclui a mente; a mente está na natureza; o pensamento está na natureza; do pensamento até à forma mais grosseira da matéria, tudo está na natureza, na manifestação da natureza. Esta natureza cobriu o Ser do homem, e quando a natureza tira a cobertura o Ser torna-se revelado, e aparece na Sua própria glória. Este não-apego, como é descrito no Aforismo 15 (como sendo o controlo da natureza), é a maior ajuda para manifestar o Ser. O próximo aforismo define *Samadhi*, concentração perfeita, que é o objectivo do Yogi .

17. A concentração chamada conhecimento correcto é aquela que é seguida por raciocínio, discriminação, bem-aventurança, ego não qualificado.

Este *Samadhi* é dividido em duas variedades. Uma é chamada *Samprajnata* e a outra *Asamprajnata*. A *Samprajnata* é de quatro variedades. Neste *Samadhi* surgem todos os poderes de controlar a natureza. A primeira variedade é chamada *Savitarka*, quando a mente medita sobre um objecto repetidamente, isolando-o de outros objectos. Existem dois tipos de objectos para meditação, as categorias da natureza e o *Purusha*. Mais uma vez, as categorias são de duas variedades; as vinte e quatro categorias são insensíveis, e o único senciente é o *Purusha*. Quando a mente pensa nos elementos da natureza pensando no seu começo e no seu fim, isto é um tipo de *Savitarka*. As palavras exigem explicação. Esta parte de Yoga é baseada inteiramente na Filosofia *Sankhya*, sobre a qual eu já falei. Lembrando, o egoísmo e a vontade, e a mente, têm uma base comum, e essa base comum é chamada de *Chitta*, o material mental, do qual são fabricados. Este material mental absorve as forças da natureza e as projecta como pensamento. Deve haver algo, outra vez, onde tanto a força quanto a matéria são unidade. Isto chama-se *Avyaktam*, o estado de natureza não manifestado, antes da criação, ao qual, após o término de um ciclo, toda a natureza retorna, para novamente sair depois de outro período. Além disso está o *Purusha*, a essência da inteligência. Não há libertação em conseguir poderes. É uma busca mundana de prazer nesta vida; toda a busca de prazer é vã; esta é a velha, velha lição que o homem acha tão difícil de aprender. Quando ele aprende, ele sai do universo e torna-se livre. A posse do que é chamado de poderes ocultos está apenas intensificando o mundo e, no final, intensificando o sofrimento. Embora, como um cientista, Patanjali seja obrigado a apontar as possibilidades desta ciência, ele nunca perde uma oportunidade de nos alertar contra estes poderes. Conhecimento é poder, e assim que começamos a conhecer uma coisa temos poder sobre ela; da mesma forma, quando a mente começa a meditar sobre os diferentes elementos ela ganha poder sobre eles. Esse tipo de meditação em que os elementos brutos externos são os objectos é chamado de *Savitarka*. Tarka significa pergunta, *Savitarka* "com pergunta". Questionar os elementos, por assim dizer, para que eles possam entregar as suas verdades e os seus poderes para o homem que medita sobre eles. Novamente, na mesma meditação, quando alguém luta para tirar os elementos do tempo e do espaço, e pensa neles como eles são, é chamado de *Nirvitarka*, sem perguntas. Quando a meditação avança um passo mais alto e toma os *Tanmatras* como seu objecto, e pensa neles como no tempo e no espaço, é chamado *Savichara*, com discriminação, e quando a mesma meditação ultrapassa o tempo e o espaço, e pensa nos elementos subtis como eles são, é chamado de *Nirvichara*, sem discriminação. O próximo passo é quando os elementos são abandonados, seja como grosseiros ou como bons, e o objecto da meditação é o órgão interior, o órgão pensante, e quando o órgão pensante é considerado desprovido das qualidades da actividade, e da preguiça, é então chamado de *Sanandam*, o *Samadhi* feliz. Naquele *Samadhi*, quando estamos a pensar na mente como o objecto da meditação, antes de alcançarmos o estado que nos leva além da mente, quando ela se tornou muito madura e concentrada, quando todas as ideias dos materiais grosseiros, ou materiais finos, foram abandonados, e o único objecto é a mente como é, quando apenas o estado *Sattva* do Ego permanece, mas diferenciado de todos os outros objectos, isso é chamado de *Asmita Samadhi*, e o homem que atingiu isso alcançou o que é chamado nos Vedas «desprovido de corpo». Ele pode pensar em si mesmo como sem o seu corpo bruto; mas ele terá que pensar em si mesmo com um corpo bom. Aqueles que neste estado se fundem na natureza sem atingir o objectivo são chamados de *Prakritilayas*, mas aqueles que nem sequer param em quaisquer prazeres, atingem a meta, que é a liberdade.

18. Há outro Samadhi que é alcançado pela prática constante de cessação de toda actividade mental, na qual o Chitta retém apenas as impressões não-manifestadas.

Este é o perfeito e superconsciente Asamprajnata *Samadhi*, o estado que nos dá liberdade. O primeiro estado não nos dá liberdade, não liberta a alma. Um homem pode atingir todos os poderes e, no entanto, cair novamente. Não há salvaguarda até que a alma vá além da natureza e além da concentração consciente. É muito difícil de conseguir, embora o seu método pareça muito fácil. O seu método é manter a mente como o objecto, e sempre que algo vier, derrubá-lo, não permitindo que nenhum pensamento penetre na mente, tornando-a assim um vácuo inteiro. Quando podemos realmente fazer isto, nesse momento, alcançaremos a libertação. Quando as pessoas sem treino e preparação tentam esvaziar a sua mente, é provável que tenham sucesso apenas em se cobrirem com *Tamas*, material de ignorância, que torna a mente entorpecida e estúpida, e os leva a pensar que estão a fazer um vácuo de si mesmos. Ser capaz de realmente fazer isso é uma manifestação da maior força, do mais alto controlo. Quando este estado, *Asamprajnata*, superconsciência, é alcançado, o *Samadhi* torna-se sem sementes. O que significa isso? Nesse tipo de concentração quando há consciência, onde a mente só conseguiu debelar as ondas no *Chitta* e segurá-las, elas ainda estão lá na forma de tendências, e essas tendências (ou sementes) tornar-se-ão ondas novamente, quando chegar a hora. Mas quando tu tens destruído todas estas tendências, quase destruído a mente, então ela se tornou sem sementes, não há mais sementes na mente para fabricar uma e outra vez esta planta da vida, este incessante ciclo de nascimento e morte. Tu podes perguntar: que estado seria esse, no qual não deveríamos ter conhecimento? O que chamamos de conhecimento é um estado inferior ao que está além do conhecimento. Tu deves sempre ter em mente que os extremos são muito parecidos. A baixa vibração da luz é a escuridão, e a vibração muito alta da luz é a escuridão também, mas uma é a escuridão real, e a outra é a luz realmente intensa; ainda que a sua aparência seja a mesma. Então, a ignorância é o estado mais baixo, o conhecimento é o estado médio, e além do conhecimento é um estado ainda mais elevado. O conhecimento em si é algo fabricado, uma combinação; não é realidade. Qual será o resultado da prática constante dessa concentração mais alta? Todas as velhas tendências de inquietação e letargia serão destruídas, assim como as tendências da bondade também. É exactamente o mesmo com os metais que são usados com ouro ao tirar a sujidade e a liga. Quando o minério é fundido, a escória é queimada juntamente com a liga. Portanto, este constante poder controlador deterá as tendências más anteriores, e, eventualmente, as boas também. Essas tendências boas e más suprimir-se-ão umas às outras, e permanecerá a Alma, em todo o seu esplendor glorioso, desimpedida pelo bom ou pelo mau, e essa Alma é omnipresente, omnipotente, e omnisciente. Ao desistir de todos os poderes tornou-se omnipotente, ao desistir de toda a vida está além da mortalidade; tornou-se a própria vida. Então a Alma saberá que não teve nascimento nem morte, nem desejo do céu nem da terra. Ela saberá que não veio nem foi; era a natureza que se movia e esse movimento reflectia-se na Alma. A forma da luz está a mover-se, é reflectida e projectada pela câmara na parede, e a parede pensa que está a mover-se. Assim com todos nós: é o *Chitta* constantemente movendo-se, manipulando-se em várias formas, e pensamos que somos estas várias formas. Todas estas ilusões desaparecerão. Quando aquela Alma livre ordenar—não rezar ou implorar, mas comandar—então o que desejar será imediatamente cumprido; o que quiser será capaz de o fazer. De acordo com a Filosofia *Sankhya* não existe Deus. Diz que não pode haver qualquer Deus deste universo, porque se houvesse Ele deveria ser uma Alma, e uma Alma deveria ser uma de duas coisas, amarrada ou livre. Como pode a alma que é ligada pela natureza, ou controlada pela natureza, criar? É em si um escravo. Por outro lado, que assunto pendente tem a alma que é livre para criar e manipular todas estas coisas? Não tem desejos, então não pode ter necessidade de criar. Em segundo lugar, diz que a teoria de Deus é desnecessária; a natureza explica tudo. Qual é o uso de qualquer Deus? Mas Kapila ensina que existem muitas almas que, quase atingindo a perfeição, falham porque não podem renunciar perfeitamente a todos os poderes. As suas mentes durante um tempo

fundem-se na natureza, para ressurgirem como seus mestres. Todos
nós nos tornaremos tais deuses e, de acordo com os *Sankhyas*, o
Deus mencionado nos Vedas realmente significa uma dessas almas
livres. Além deles não há um eternamente livre e abençoado Criador
do universo. Por outro lado os Yogis dizem: "Não é assim, existe
um Deus; há uma Alma separada de todas as outras almas, e Ele é
o eterno Mestre de toda a criação, o Sempre Livre, o Professor de
todos os professores". Os Yogis admitem que aqueles dos *Sankhyas*
chamados "imergidos na natureza" também existem. Eles são Yogis
que ficaram aquém da perfeição, e conquanto, impedidos de alcançar
o objectivo, permanecem como governantes de partes do universo.

*19. (Este Samadhi, quando não seguido de extremo não-
apego) torna-se a causa da re-manifestação dos deuses e daqueles
que se tornam imergidos na natureza.*

Os deuses nos sistemas Indianos representam certos altos
ofícios que estão a ser preenchidos sucessivamente por várias almas.
Mas nenhum deles é perfeito.

*20. Para outros (este Samadhi) vem através da fé, energia,
memória, concentração, e discriminação do real.*

Estes são os que não querem a posição dos deuses, ou mesmo a
dos governantes dos ciclos. Eles alcançam a libertação.

21. O sucesso é acelerado pelo extremamente energético.

*22. Eles diferem novamente conforme os meios são brandos,
médios ou supremos.*

23. Ou por devoção a Isvara .

*24. Isvara (o Supremo Governante) é um Purusha especial,
intocado pela miséria, pelos resultados de acções, ou desejos.*

Devemos lembrar novamente que esta Filosofia do Yoga
Patanjali é baseada na dos *Sankhyas*, só que no último não há lugar
para Deus, ao passo que com os Yogis Deus tem um lugar. Os Yogis,
no entanto, evitam muitas ideias sobre Deus, tal como a criação.
Deus como o Criador do Universo não é o significado de Isvara

dos Yogis, embora, de acordo com os Vedas, Isvara é o Criador do universo. Vendo que o universo é harmonioso, isto deve ser a manifestação de uma vontade. Os Yogis e *Sankhyas* ambos evitam a questão da criação. Os Yogis querem estabelecer um Deus, mas cuidadosamente evitam esta questão, eles não a levantam de forma alguma. Todavia tu descobrirás que eles chegam a Deus de maneira peculiar. Eles dizem:

25. Nele se torna infinito aquele saber que nos outros é (somente) um germe.

A mente deve sempre viajar entre dois extremos. Tu podes pensar em espaço limitado, mas a própria ideia disso também te dá espaço ilimitado. Fecha os olhos e pensa num pouco de espaço, e ao mesmo tempo em que observas o pequeno círculo, tens em torno deste um outro de dimensões ilimitadas. É o mesmo com o tempo. Tenta pensar num segundo, tu terás de pensar, com o mesmo acto de percepção, no tempo que é ilimitado. De tal modo com o conhecimento. O conhecimento é apenas um germe no homem, mas tu terás que pensar em conhecimento infinito em torno dele, de modo que a própria natureza da sua constituição nos mostre que há conhecimento ilimitado, e os Yogis chamam a esse conhecimento ilimitado Deus.

26. Ele é o Professor até mesmo dos antigos mestres, não sendo limitado pelo tempo.

É verdade que todo o conhecimento está dentro de nós mesmos, contudo isto tem que ser convocado por um outro conhecimento. Embora a capacidade de saber esteja dentro de nós isto deve ser invocado, e esse chamamento do conhecimento só pode ser obtido, um Yogi preserva, através de um outro conhecimento. Morto, matéria insenciente, nunca invoca conhecimento. É a acção do conhecimento que traz conhecimento. Seres conhecedores devem estar connosco para convocar o que está em nós, por isso estes professores sempre foram necessários. O mundo nunca esteve sem eles e nenhum conhecimento pode vir sem eles. Deus é o

Mestre de todos os mestres, porque estes mestres, por maiores que tenham sido—deuses ou anjos—estavam todos ligados e limitados pelo tempo, e Deus não é limitado pelo tempo. Estas são as duas distinções peculiares dos Yogis. A primeira é que ao pensar no limitado a mente deve pensar no ilimitado, e que se uma parte da percepção é verdadeira a outra também deve ser, pela razão de que o valor delas como percepções da mente é igual. O próprio facto do homem ter um pouco de conhecimento mostra que Deus tem conhecimento ilimitado. Se devo aceitar um, por que não o outro? A razão obriga-me a aceitar os dois ou a rejeitar ambos. Acredito que há um homem com pouco conhecimento, devo admitir também que há alguém por detrás dele com conhecimento ilimitado. A segunda dedução é que nenhum conhecimento pode vir sem um professor. É verdade, como dizem os filósofos modernos, que há algo no homem que evolui a partir dele; todo o conhecimento está no homem, todavia certos ambientes são necessários para o chamar. Não podemos encontrar nenhum conhecimento sem professor, se há professores de homens, professores de deuses, ou professores de anjos, todos eles são limitados; quem era o professor antes deles? Somos forçados a admitir, como uma última conclusão, Um Professor, Quem não é limitado pelo tempo, e esse Um Professor ou conhecimento infinito, sem princípio ou fim, é denominado Deus.

27. Sua manifestação é Om.

Toda a ideia que tu tens na mente corresponde a uma palavra; a palavra e o pensamento são inseparáveis. A parte externa do pensamento é o que chamamos de palavra, e a parte interna é o que chamamos de pensamento. Nenhum homem pode, por análise, separar o pensamento da palavra. A ideia de que a linguagem foi criada por homens—certos homens sentados juntos e decidindo sobre palavras—está errada. Enquanto as coisas existem, tem havido palavras e linguagem. Qual é a conexão entre uma ideia e uma palavra? Embora vejamos que sempre deve haver uma palavra com um pensamento, não é necessário que o mesmo pensamento exija a mesma palavra. O pensamento pode ser o mesmo em vinte países diferentes, no entanto a linguagem é diferente. Precisamos de ter uma palavra para expressar cada pensamento, porém essas palavras não precisam necessariamente de ter o mesmo som. Os sons irão variar em diferentes nações. O nosso explanador diz: "Embora a relação entre pensamento e palavra seja perfeitamente natural, isto não significa uma conexão rígida entre um som e uma ideia ". Esses sons variam, mas a relação entre os sons e os pensamentos é natural. A conexão entre pensamentos e sons só é boa se houver uma conexão real entre a coisa significada e o símbolo, e até então esse símbolo nunca entrará em uso geral. O símbolo é o manifestador da coisa significada, e se a coisa significada já existe, e se, por experiência, sabemos que o símbolo exprimiu aquela coisa muitas vezes, então temos a certeza de que existe a relação real entre eles. Mesmo que as coisas não estejam presentes, haverá milhares que as conhecerão pelos seus símbolos. Deve haver uma conexão natural entre o símbolo e a coisa significada; então, quando esse símbolo é pronunciado, isto recorda a coisa significada. O explanador diz que a manifestação da palavra de Deus é Om. Por que enfatiza ele isso? Existem centenas de palavras para Deus. Um pensamento está ligado a mil palavras; a ideia, Deus, está conectada com centenas de palavras, e cada uma permanece como um símbolo para Deus. Muito bem. Mas deve haver uma generalização entre todas essas palavras, algum substrato, algum terreno comum de todos esses símbolos, e aquele símbolo que é o símbolo comum será o melhor, e será realmente o símbolo de todos. Ao fazer um som, usamos a laringe e o palato como uma caixa-de-ressonância. Existe algum som material do qual todos os outros sons devem ser manifestações, um que é o som mais natural? Om (Aum) é tal som, a base de todos os sons. A primeira letra, A, é o som de raiz, a chave, pronunciada sem se tocar em qualquer parte da língua ou do palato; M representa o último som da sucessão, sendo produzido pelo lábio fechado, e o U ecoa desde a raiz até ao final da caixa-de-ressonância da boca. Assim, Om representa todo o fenómeno da produção sonora. Como tal, deve ser o símbolo natural, a matriz de

todos os sons variantes. Denota toda a gama e possibilidade de todas
as palavras que podem ser feitas. À parte destas especulações, vemos
que em torno desta palavra Om estão centradas todas as diferentes
ideias religiosas da Índia; todas as várias ideias religiosas dos Vedas se
reuniram em torno desta palavra Om. O que isso tem que ver com
a América e a Inglaterra ou com qualquer outro país? Simplesmente
que a palavra foi mantida em todas as fases do crescimento religioso
na Índia, e foi manipulada para significar todas as várias ideias sobre
Deus. Monistas, Dualistas, Mono-Dualistas, Separatistas, e até
Ateus, assumiram este Om. Om tornou-se o símbolo único para a
aspiração religiosa da vasta maioria dos seres humanos. Toma, por
exemplo, a palavra inglesa God. Ela transmite apenas uma função
limitada, e, se tu fores além disso, tens que adicionar adjectivos para
torná-la Deus Pessoal, ou Deus Impessoal, ou Deus Absoluto. De
igual modo com as palavras para Deus em todos os outros idiomas;
a sua significação é muito pequena. Esta palavra Om, no entanto,
está à volta de todos os vários significados. Como tal deve ser aceite
por todos.

*28. A repetição deste (Om) e meditando sobre o seu significado
(é o caminho).*

Por que deveria haver repetição? Não nos esquecemos dessa
teoria dos *Samskaras*, que a soma total das impressões vive na mente.
As impressões vivem na mente, a soma total das impressões, e elas
tornam-se mais e mais latentes, porém permanecem lá, e assim que
recebem o estímulo certo elas saem. A vibração molecular nunca
cessará. Quando este universo for destruído todas as vibrações
massivas desaparecem, o sol, a lua, as estrelas, e a terra, fundir-se-
ão, ainda assim as vibrações devem permanecer nos átomos. Cada
átomo executará a mesma função como os grandes mundos. Então
as vibrações deste *Chitta* irão diminuir, mas continuarão como
vibrações moleculares, e quando elas conseguirem o impulso sairão
novamente. Agora podemos entender o que se entende por repetição.
É o maior estímulo que pode ser dado aos *Samskaras* espirituais. "Um

momento de companhia com o Santo faz um navio atravessar este oceano da vida." Tal é o poder de associação. Assim esta repetição de Om, e pensando no seu significado, está a manter boa companhia na tua própria mente. Estuda e depois, quando tiveres estudado, medita e medita. A luz virá até ti, o Ser se manifestará.

Mas é preciso pensar neste Om e também no seu significado. Evita a companhia do mal, porque as cicatrizes das velhas feridas estão em ti, e esta companhia maligna é o suficiente para manifestá-las. Da mesma forma somos informados de que a boa companhia vai chamar as boas impressões que estão em nós, mas que se tornaram latentes. Não há nada mais santo neste mundo do que manter a boa companhia, porque as boas impressões terão essa mesma tendência para vir à tona.

29. Daí vem o ganho (o conhecimento de), introspecção, e a destruição de obstáculos.

A primeira manifestação desta repetição e pensamento de Om será a de que o poder introspectivo será manifestado mais e mais, e todos os obstáculos mentais e físicos começarão a desaparecer. Quais são os obstáculos para o Yogi?

30. A doença, a preguiça mental, a dúvida, a calma, a cessação, a falsa percepção, a concentração não atingida, e o afastamento do estado quando obtido, são as distracções obstrutivas.

Doença. Este corpo é o barco que nos levará à outra margem do oceano da vida. Deve ser cuidado. Pessoas insalubres não podem ser Yogis. A preguiça mental faz-nos perder todo o interesse pelo assunto, sem o qual não haverá vontade nem energia para praticar. Surgirão dúvidas na mente sobre a verdade da ciência, por mais forte que seja a convicção intelectual, até que surjam certas experiências psíquicas peculiares, como ouvir, ou ver, à distância, etc. Estes vislumbres fortalecem a mente e fazem o aluno perseverar. Caindo quando atingido. Após alguns dias ou semanas, quando tu estiveres a praticar, a mente estará calma e facilmente concentrada, e te verás progredindo rapidamente. Um dia, o progresso parará

repentinamente, e encontrar-te-ás, por assim dizer, encalhado.
Perseverar. Todo o progresso prossegue por ascensão e queda.

31. Dor, distúrbio mental, tremor do corpo, respiração irregular, acompanham a não-retenção de concentração.

A concentração trará perfeito repouso à mente e ao corpo sempre que for praticada. Quando a prática é mal direccionada, ou não é controlada o suficiente, estes distúrbios acontecem. A repetição de Om e a auto-entrega ao Senhor fortalecerá a mente e trará energia renovada. Os tremores nervosos acontecerão a quase todos. Não te importes com eles, mas continua a praticar. A prática irá curá-los e tornar o assento firme.

32. Para remediar esta prática do único assunto (deve ser feito).

Fazer a mente tomar a forma de um objecto por algum tempo irá destruir estes obstáculos. Este é um conselho geral. Nos aforismos seguintes será expandido e particularizado. Como uma prática não pode ser adequada a todos, vários métodos serão avançados e cada um pela experiência real descobrirá o que mais o ajuda.

33. Amizade, misericórdia, alegria, indiferença, ser reflectido em relação aos assuntos, feliz, infeliz, bem e mal respectivamente, pacificam o Chitta.

Nós devemos ter estes quatro tipos de ideias. Nós devemos ter amizade para com todos; devemos ser misericordiosos com aqueles que estão na miséria; quando as pessoas estão felizes deveríamos ser felizes, e para os malévolos devemos ser indiferentes. De tal modo com todos os assuntos perante nós. Se o assunto for bom, nós nos sentiremos amistosos em relação a isso; se o assunto do pensamento é miserável devemos ser misericordiosos em relação ao assunto. Se é bom devemos alegrar-nos, se é mau devemos ser indiferentes. Estas atitudes da mente em relação aos diferentes assuntos tornarão a mente tranquila. A maioria das dificuldades nas nossas vidas diárias vem da incapacidade de mantermos as nossas mentes neste modo. Por exemplo, se um homem nos faz mal, instantaneamente queremos reagir mal, e toda reacção má mostra que não somos capazes de segurar o *Chitta*; este sai em ondas em direcção ao objecto e perdemos o nosso poder. Toda reacção na forma de ódio ou mal é enorme perda para a mente, e todo pensamento maligno ou acção de ódio, ou qualquer pensamento de reacção, se for controlado, será colocado a nosso favor. Não perdemos restringindo-nos assim; ganhamos infinitamente mais do que suspeitamos. Cada vez que suprimimos o ódio, ou um sentimento de raiva, é muita energia armazenada a nosso favor; essa parte de energia será convertida nos poderes superiores.

34. Deitando fora e restringindo a Respiração.

A palavra usada em *Prana*. *Prana* não é exactamente respiração. É o nome da energia que está no universo. Tudo o que tu vês no universo, tudo o que se move ou funciona, ou tem vida, é uma manifestação deste *Prana*. A soma total da energia exibida no universo é chamada de *Prana*. Este *Prana*, antes de um ciclo iniciar, permanece num estado quase imóvel, e quando o ciclo principia, este *Prana* começa a manifestar-se. É este *Prana* que se manifesta como movimento, como o movimento nervoso em seres humanos ou animais, e o mesmo *Prana* está a manifestar-se como pensamento, e assim por diante. O universo inteiro é uma combinação de *Prana* e *Akasha*; assim é o corpo humano. Por *Akasha* tu obténs os diferentes materiais que sentes e vês, e por *Prana* obténs todas as várias forças. Ora esta expulsão e restrição do *Prana* é o que é chamado de *Pranayama*. Patanjali, o pai da Filosofia do Yoga, não dá muitas orientações particulares sobre *Pranayama*, todavia posteriormente outros Yogis descobriram várias coisas sobre este *Pranayama* e fizeram disto uma grande ciência. Com Patanjali isto é uma das muitas maneiras, mas ele não coloca muito realce nisso. Ele quer dizer que tu simplesmente deitas o ar para fora e o inspiras, e o seguras por algum tempo, isso é tudo, e com isso, a mente se tornará um pouco mais calma. Mas, mais tarde, tu descobrirás que a partir disto é desenvolvida uma ciência particular chamada *Pranayama*. Vamos ouvir um pouco do que estes Yogis posteriores têm a dizer. Já falei um pouco disto antes, não obstante uma pequena repetição servirá para fixar isto na mente. Primeiro, tu deves ter presente que este *Prana* não é a respiração. Mas aquilo que causa o movimento da respiração, aquilo que é a vitalidade da respiração é o *Prana*. Novamente, a palavra *Prana* é usada para todos os sentidos; todos eles são denominados *Prana*, a mente é denominada *Prana*; e assim vemos que *Prana* é o nome de uma certa força. E, no entanto, não podemos chamar de força, porque a força é apenas a manifestação dela. É aquilo que se manifesta como força e tudo o mais no caminho do movimento. O *Chitta*, o material da mente, é o motor que atrai o *Prana* do ambiente e fabrica a partir deste *Prana* as várias forças vitais. Primeiro as forças que mantêm o corpo em preservação, e por fim pensamento, vontade, e todos os outros poderes. Por este processo de respiração podemos controlar todos os vários movimentos do corpo e as várias correntes nervosas que percorrem o corpo. Primeiro começamos a reconhecê-los e depois lentamente conseguimos controlá-los. Ora estes Yogis posteriores consideram que existem três correntes principais deste *Prana* no corpo humano. A uma chamam Ida, a outra Pingala, e à terceira *Sushumna*. Pingala, de acordo com eles, está do lado direito da coluna vertebral, e *Ida* está do lado esquerdo, e no meio desta coluna vertebral está *Sushumna*, um canal vacante. *Ida* e Pingala, segundo eles, são as correntes que actuam em todos os homens, e através destas correntes estamos a desempenhar todas as funções da vida. *Sushumna* está presente em todos, como uma possibilidade; mas funciona apenas no Yogi. Tu deves ter presente que o Yogi muda o seu corpo; conforme praticas o teu corpo muda; não é o mesmo corpo que tinhas antes da prática. Isto é muito racional, e pode ser explicado, porque todo o novo pensamento que temos deve fazer, por assim dizer, um novo canal através do cérebro, e isso explica o grande conservadorismo da natureza humana. A natureza humana gosta de percorrer os sulcos que já estão lá, porque isto é fácil. Se pensarmos, por exemplo, que a mente é como uma agulha, e que a substância cerebral é uma matéria mole, então cada pensamento que temos produz um caminho, por assim dizer, no cérebro, e este caminho seria encerrado, porém a massa cinzenta faz um forro para mantê-lo separado. Se não houvesse massa cinzenta não haveria memória, porque memória significa passar por estes caminhos antigos, refazendo um pensamento por assim dizer. Agora talvez tu tenhas observado que quando falo sobre assuntos em que tiro algumas ideias que são familiares a todos, e as combino e recombino, é fácil de seguir, porque estes canais estão presentes no cérebro de todos, e basta recorrer a eles. Mas sempre que um novo assunto chegue novos canais têm de ser feitos, por isso não é entendido tão prontamente. E é por isso que o cérebro (é o cérebro, e não as próprias pessoas) se recusa inconscientemente a ser influenciado por novas ideias. Resiste. O *Prana* está a tentar criar novos canais, e o cérebro não permitirá isso. Este é o segredo do conservadorismo. Quanto menos canais houver no cérebro, e quanto menos a agulha do *Prana* tiver feito estas passagens, mais conservador será o cérebro e mais lutará contra novos pensamentos. Quanto mais pensativo for o sujeito mais complicadas serão as ruas no seu cérebro e mais facilmente ele terá novas ideias e as entenderá. Assim é com toda a ideia nova; nós criamos uma nova impressão no cérebro, fazemos novos canais através do cérebro, e é por isso que descobrimos que na prática do Yoga (sendo um conjunto inteiramente novo de pensamentos e motivos) há muita resistência física a princípio. É por isso que descobrimos que a parte da religião que lida com o lado do mundo da natureza pode ser amplamente aceite, enquanto a outra parte, a Filosofia ou a Psicologia, que lida com a natureza interna do homem, é tão frequentemente negligenciada. Devemos lembrar a definição deste nosso mundo; é apenas a Existência Infinita projectada no plano da consciência. Um pouco do Infinito é projectado na consciência, e a isso nós chamamos de nosso mundo. Portanto, há um Infinito além: e a religião tem que lidar com ambos, com a pequena massa informe a que chamamos de nosso mundo e com o Infinito além. Qualquer religião que lide apenas com um destes dois será defeituosa. Deve lidar com os dois. Aquela parte da religião que lida com esta parte do Infinito que chegou a este plano de consciência, apanhada, por assim dizer, no plano da consciência, no caso do tempo, espaço, e causalidade, é bastante familiar para nós porque já estamos nisso e as ideias sobre este mundo estão connosco desde tempos imemoriais. A parte da religião que lida com o Infinito além chega inteiramente nova para nós, e obter ideias sobre ela produz novos canais no cérebro, perturbando todo o sistema, e é por isso que tu encontras na prática de Yoga pessoas comuns que, no início, saíram da sua rotina. A fim de esclarecer estes distúrbios, tanto quanto possível, todos estes métodos são elaborados por Patanjali para que possamos praticar qualquer um que seja mais adequado para nós.

35. Essas formas de concentração que trazem percepções sensoriais extraordinárias causam perseverança da mente.

Isto naturalmente vem com *Dharana*, concentração; os Yogis dizem que se a mente fica concentrada na ponta do nariz começa-se a cheirar, depois de alguns dias, maravilhosos perfumes. Se a mente se torna concentrada na raiz da língua começa-se a emitir sons; se na ponta da língua, começa-se a provar sabores maravilhosos; se no meio da língua, sente-se como se estivesse a entrar em contacto com alguma coisa. Se alguém concentra a sua mente no palato começa a ver coisas peculiares. Se um homem cuja mente está perturbada quer adoptar algumas destas práticas de Yoga, ainda que duvide da verdade delas, terá as suas dúvidas em repouso, quando, depois de um pouco de prática, estas experiências lhe acontecerem, e então ele perseverará.

36. Ou (pela meditação sobre) o Refulgente que está além de toda a tristeza.

Este é outro tipo de concentração. Pensa no lótus do coração, com as pétalas para baixo, e correndo para ele através do *Sushumna*; inspira o ar, e enquanto expiras o ar imagina que o lótus está voltado para cima e dentro desse lótus está uma luz resplandecente. Medita nisso.

37. Ou (pela meditação sobre) o coração que desistiu de todo apego aos objectos dos sentidos.

Escolhe uma pessoa santa, uma grande pessoa que tu reverencies, algum santo que tu saibas que está perfeitamente não-apegado, e pensa no seu coração. Esse coração tornou-se não-apegado, e medita nesse coração; isso acalmará a mente. Se não consegues fazer isso, existe o próximo caminho.

38. Ou meditando sobre o conhecimento que surge no sono.

Às vezes um homem sonha que vê anjos e que estes lhe falam, que está em estado de êxtase, que ouve música a flutuar pelo ar. Ele está numa condição abençoada nesse sonho, e, quando acorda, isto causa uma profunda impressão nele. Pensa nesse sonho como real e medita nele. Se não consegues fazer isso, medita em qualquer coisa sagrada que te agrade.

39. Ou pela meditação em qualquer coisa que apele para algo muito bom.

Isto não significa qualquer assunto perverso, mas qualquer coisa boa de que tu gostes, qualquer lugar de que gostes mais, qualquer cenário de que gostes mais, qualquer ideia de que gostes mais, qualquer coisa que concentre a mente.

40. A mente do Yogi, assim meditando, torna-se desobstruída do atómico ao Infinito.

A mente, por esta prática, facilmente contempla a coisa mais minúscula, bem como a maior. Deste modo as ondas mentais tornam-se mais fracas.

41. O Yogi, cujos Vrittis tornaram-se impotentes (controlados), obtém no receptáculo, recebendo e acolhendo (o eu, a mente e os objectos externos), concentração e uniformidade, como o cristal (diante de diferentes objectos coloridos).

O que resulta dessa meditação constante? Devemos lembrar como, num aforismo anterior, Patanjali entrou nos vários estados de meditação, e como o primeiro será o grosseiro, e o segundo os objectos subtis, e a partir deles o avanço é para objectos ainda mais subtis de meditação, e como, em todas estas meditações, que são apenas de primeiro grau, não muito altas, obtemos como resultado a possibilidade de meditar facilmente tanto nos objectos finos quanto nos objectos mais grosseiros. Aqui o Yogi vê as três coisas, o receptor, o recebido, e o recebimento, correspondentes à Alma, ao objecto, e à mente. Existem três objectos de meditação que nos são dados. Primeiro, as coisas grosseiras como os corpos ou os objectos materiais, segundo, as coisas finas como a mente, o *Chitta*, e terceiro, o *Purusha* limitado, não o próprio *Purusha*, ou seja o egoísmo. Por prática, o Yogi fica estabelecido em todas estas meditações. Sempre que meditar ele pode evitar todos os outros pensamentos; ele identifica-se com aquilo sobre o qual medita; quando medita ele é como um pedaço de cristal; perante flores o cristal fica quase idêntico a elas. Se a flor é vermelha, o cristal parece vermelho, ou se a flor é azul, o cristal parece azul.

42. Som, significado, e conhecimento resultante, sendo misturados, é (denominado Samadhi) com raciocínio.

Som aqui significa vibração; significado, as correntes nervosas que o conduzem; e conhecimento, reacção. A todas as várias meditações que tivemos até agora, Patanjali chama *Savitarka* (meditações com raciocínio). Mais tarde ele nos dará mais e mais *Dhyana*s superiores. Nestas, que são chamadas «com raciocínio», mantemos a dualidade de sujeito e objecto, as quais resultam da mistura de palavra, significado, e conhecimento. Há primeiro a vibração externa, a palavra; isto, levado para dentro pelas correntes dos sentidos, é o significado. Depois disto surge uma onda reaccionária no *Chitta*, a qual é o saber, mas a mistura destes três constitui o que chamamos de conhecimento. Em todas as meditações, até aqui, temos esta mistura como objecto de meditação. O próximo *Samadhi* é superior.

43. O Samadhi chamado sem raciocínio (vem) quando a memória é purificada, ou desprovida de qualidades, expressando apenas o significado (do objecto meditado).

É pela prática da meditação destes três que chegamos ao estado em que eles não se misturam. Nós podemos livrar-nos deles. Vamos primeiro tentar entender o que são. Aqui está o *Chitta*; tu sempre te lembrarás do símile do lago, o material mental, e a vibração, a palavra, o som, como uma pulsação que vem sobre ele. Tu tens aquele lago calmo em ti, e eu pronuncio uma palavra, "vaca". Assim que entra isto pelos teus ouvidos há uma onda produzida no teu *Chitta*. Então essa onda representa a ideia da vaca, a forma ou o significado como nós a chamamos. Aquela vaca aparente que tu conheces é realmente aquela onda no material da mente, e isso vem como uma reacção às vibrações sonoras internas e externas, e com o som a onda desfalece; essa onda nunca pode existir sem uma palavra. Tu podes perguntar como é quando só pensamos na vaca e não ouvimos um som. Tu fazes esse som sozinho. Tu dizes "vaca" fracamente na tua mente e com isso vem uma onda. Não pode haver nenhuma onda sem este impulso de som, e quando não é de fora é de dentro, e quando o som morre, a onda morre. O que resta? O resultado da reacção, e isso é conhecimento. Estes três estão tão intimamente combinados na nossa mente que não podemos separá-los. Quando o som vem, os sentidos vibram e a onda eleva-se em reacção; seguem tão intimamente que não há distinção entre eles; quando esta meditação é praticada há muito tempo, a memória, o receptáculo de todas as impressões, torna-se purificada e nós somos capazes de distingui-los claramente uns dos outros. Isso é chamado de "Nirvitarka", concentração sem raciocinar.

44. Por este processo (as concentrações) com discriminação e sem discriminação, cujos objectos são mais finos, são (também) explicadas.

Um processo similar ao anterior é aplicado novamente, unicamente, os objectos a serem tratados nas meditações precedentes são grosseiros; neste eles são finos.

45. Os objectos mais finos terminam com o Pradhana.

Os objectos brutos são apenas os elementos e tudo é fabricado a partir deles. Os objectos finos começam com os *Tanmatras* ou partículas finas. Os órgãos, a mente, egoísmo, a substância mental (a causa de toda a manifestação), o estado de equilíbrio dos materiais de *Sattva*, *Rajas* e *Tamas*–chamados *Pradhana* (chefe), *Prakriti* (natureza) ou *Avyakta* (não manifesto), estão todos incluídos na categoria de objectos finos. O *Purusha* (a alma) sozinho é isento desta definição.

46. Estas concentrações estão com sementes.

Estas não destroem as sementes das acções passadas, portanto não podem dar libertação, mas o que elas trazem para o Yogi é declarado nos seguintes aforismos.

47. A concentração "sem raciocínio" sendo purificada, o Chitta torna-se firmemente fixo.

48. O conhecimento é chamado de "cheio de verdade".

O próximo aforismo explicará isso.

49. O conhecimento obtido a partir de testemunho e inferência é acerca de objectos comuns. Aquele a partir do Samadhi mencionado é de uma ordem muito superior, sendo capaz de penetrar onde a inferência e o testemunho não podem ir.

A ideia é a de que temos que obter o nosso conhecimento dos objectos ordinários pela percepção directa, e por inferência disso, e do testemunho de pessoas que são competentes. Por "pessoas que são competentes", os Yogis sempre querem dizer os Rishis, ou os Videntes dos pensamentos registados nas Escrituras—os Vedas. Segundo eles, a singular prova das Escrituras é que elas eram o testemunho de pessoas competentes, no entanto dizem que as Escrituras não podem levar-nos à realização. Nós podemos ler todos os Vedas e ainda assim nada realizar mas quando praticamos os seus ensinamentos, então, alcançamos aquele estado que percebe o que as Escrituras dizem, que penetra onde a razão não pode ir, e onde o testemunho de outros não pode ajudar. Isto é o que se entende por este aforismo, que a realização é religião real e todo o resto é apenas preparação—ouvir palestras, ou ler livros, ou raciocinar, é apenas preparar o terreno; não é religião. O consenso intelectual e a dissensão intelectual não são religião. A ideia central dos Yogis é a de que, assim como entramos em contacto directo com os objectos dos sentidos, a religião pode ser percebida directamente num sentido muito mais intenso. As verdades da religião, como Deus e Alma, não podem ser percebidas pelos sentidos externos. Eu não posso ver Deus com os meus olhos, nem posso tocar Nele com as minhas mãos, e também sabemos que nem podemos raciocinar além dos sentidos. A razão deixa-nos num ponto bastante indeciso; podemos raciocinar por toda a nossa vida, como o mundo tem feito há milhares de anos, e o resultado é descobrirmos que somos incompetentes para provar ou refutar os factos da religião. O que percebemos directamente tomamos como base, e sobre essa base raciocinamos. Portanto é óbvio que o raciocínio tem de correr dentro destes limites de percepção. Nunca pode ir além: todo o escopo de realização, assim sendo, está além da percepção dos sentidos. Os Yogis dizem que o homem pode ir além da sua percepção sensorial directa e além da sua razão também. O homem tem em si a faculdade, o poder de transcender o seu intelecto, e esse poder está em cada ser, em cada criatura. Pela prática do Yoga o poder é despertado, e então o homem transcende os limites comuns da razão, e percebe directamente as coisas que estão além de toda a razão.

50. A impressão resultante deste samadhi obstrui todas as outras impressões.

Vimos no aforismo anterior que a única maneira de alcançar essa superconsciência é pela concentração, e também vimos que o que impede a mente da concentração são as impressões *Samskaras* do passado. Tens observado que quando estás a tentar concentrar a tua mente, os teus pensamentos vagueiam. Quando estás a tentar pensar em Deus, essa é a ocasião em que todos esses *Samskaras* aparecem. Noutras ocasiões eles não são tão activos, porém quando tu queres que eles não sejam com certeza estarão lá, tentando ocupar a tua mente. Por que acontece assim? Por que são eles muito mais potentes no momento da concentração? É porque tu estás a reprimi-los e eles reagem com toda a força. Noutras ocasiões eles não reagem. Quão incontáveis são essas antigas impressões do passado, todas se alojam nalgum lugar do *Chitta*, prontas, esperando como tigres para saltarem. Estas têm de ser suprimidas para que a única ideia de que gostamos possa surgir, excluindo as outras. Em vez disso, todas elas estão a lutar para surgirem ao mesmo tempo. Estes são os vários poderes dos *Samskaras* em dificultar a concentração da mente, então este *Samadhi* que acaba de ser dado é o melhor a ser praticado, devido ao seu poder de suprimir os *Samskaras*. O Samskara que será criado por esse tipo de concentração será tão poderoso que prejudicará a acção dos outros e os manterá sob controlo.

51. Pela restrição disto mesmo (impressão, a qual obstrui todas as outras impressões), tudo sendo contido, vem o Samadhi "sem sementes".

Tu lembras-te que o nosso objectivo é perceber a própria Alma. Não podemos perceber a Alma porque ela misturou-se com a natureza, com a mente, com o corpo. O homem mais ignorante pensa que o seu corpo é a Alma. O homem mais sábio pensa que a sua mente é a Alma, mas ambos estão equivocados. O que a Alma faz é misturar-se com tudo isto, estas diferentes ondas no *Chitta* elevam-se e cobrem a Alma, e nós somos apenas um pequeno reflexo da Alma através destas ondas, então, se a onda for de raiva, nós vemos a Alma com raiva: "Estou com raiva", dizemos. Se a onda é uma onda de amor, vemo-nos reflectidos nessa onda e dizemos que estamos a amar. Se essa onda é de fraqueza e a Alma é reflectida nela, pensamos que somos fracos. Estas várias ideias vêm destas impressões, estes *Samskaras* cobrindo a alma. A natureza real da Alma não é percebida até que todas as ondas tenham diminuído; assim, primeiro, Patanjali ensina-nos o significado destas ondas; em segundo lugar, a melhor maneira de reprimi-las; e em terceiro lugar, como fazer uma onda tão forte a ponto de suprimir todas as outras ondas, fogo comendo fogo por assim dizer. Quando apenas uma permanece será fácil suprimi-la também, e quando esta acabar, este *Samadhi* de concentração é sem sementes; não deixa nada, e a Alma se manifesta exactamente como é, em sua própria glória. Só então sabemos que a Alma não é um composto. É o único eterno não composto no universo, e, como tal, não pode nascer, não pode morrer, é imortal, indestrutível, a Essência Sempiterna da inteligência.

II

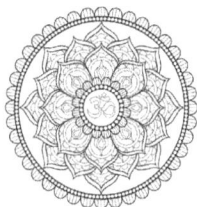

Concentração:
Sua Prática

1. Mortificação, estudo, e entrega de frutos do trabalho a Deus são chamados de Kriya Yoga.

Aqueles *Samadhi*s com os quais terminámos o nosso último capítulo são muito difíceis de alcançar; por isso devemos prosseguir devagar. O primeiro passo, o passo preliminar, é chamado de *Kriya Yoga*. Literalmente isto significa trabalho, trabalhando para o Yoga. Os órgãos são os cavalos, a mente são as rédeas, o intelecto é o cocheiro, a alma é o cavaleiro e este corpo é a carruagem. O dono da casa, o Rei, o Eu do homem, está sentado nesta carruagem. Se os cavalos forem muito fortes e não obedecerem às rédeas, se o cocheiro, o intelecto, não souber controlar os cavalos, esta carruagem será uma lamentação. Mas se os órgãos, os cavalos, estiverem bem controlados, e se as rédeas, a mente, estiverem bem seguras nas mãos do cocheiro, o intelecto, a carruagem, alcança o objectivo. Qual o significado, portanto, de mortificação? Segurar as rédeas com firmeza enquanto guia este corpo e mente: não deixar o corpo fazer nada do que ele gosta, mas mantê-los ambos no controlo adequado. Estudo. O que se entende por estudo neste caso? Não estudar romances ou ficção, ou livros de histórias, mas estudar os livros que ensinam a libertação da alma. Então novamente este estudo não significa de todo estudos controversos. O Yogi supostamente terminou o seu período de controvérsia. Ele já teve o suficiente disso tudo e ficou satisfeito. Ele só estuda para intensificar as suas convicções. *Vada* e *Siddhanta*. Estes são os dois tipos de conhecimento bíblico, *Vada* (o argumentativo) e *Siddhanta* (o decisivo). Quando um homem é inteiramente ignorante ele escolhe a primeira parte disto, a luta argumentativa, e raciocínio, pró e contra; e quando termina ele agarra o *Siddhanta*, o decisivo, chegando a uma conclusão. Chegar a esta conclusão não será simples. Deve ser intensificado. Os livros são infinitos em número e o tempo é curto; portanto este é o segredo do conhecimento, tomar aquilo que é essencial. Puxa por isso, e tenta viver de acordo com isso. Há uma velha parábola na Índia que se tu colocares um copo de leite diante de um Raja Hamsa (cisne) com bastante água, ele tomará todo o leite e deixará a água. Dessa forma devemos pegar o que tem valor no conhecimento e deixar a escória. Todas estas ginásticas intelectuais são necessárias a princípio. Não devemos entrar cegamente em qualquer coisa. O Yogi passou a fase argumentativa, e chegou a uma conclusão, que é como as rochas, imóvel. A única coisa que ele agora procura fazer é intensificar essa conclusão. Não discuta, diz ele; se alguém forçar argumentos sobre ti, fica em silêncio. Não respondas a nenhum argumento, mas vai embora liberto, porque os argumentos só perturbam a mente. O necessário é treinar o intelecto, então qual é a utilidade de perturbá-lo mais? O intelecto é apenas um instrumento fraco, e só pode dar conhecimento limitado pelos sentidos; o Yogi quer ir além dos sentidos; por isso o intelecto não tem utilidade para ele. Ele tem certeza disto, e por isso está em silêncio e não argumenta. Todo o argumento desequilibra a tua mente, cria uma perturbação no *Chitta*, e esta perturbação é uma desvantagem. Estas argumentações e buscas da razão estão apenas a caminho. Há coisas muito mais altas por detrás delas. A vida inteira não é para lutas de estudantes e debater sociedades. "Entregar os frutos do trabalho a Deus" não é para termos crédito nem tampouco por culpa mas para dar ambos ao Senhor, e estar em paz.

*2. (Eles são para) a prática de Samadhi e minimizar as
obstruções que causam dor.*

A maioria de nós cria as nossas mentes como crianças
mimadas, permitindo que façam o que elas quiserem. Assim sendo
é necessário que haja prática constante das mortificações anteriores,
a fim de obter o controlo da mente e submetê-la à submissão. As
obstruções ao Yoga surgem da falta desse controlo e causam-nos dor.
Elas só podem ser removidas negando-se a mente e mantendo-a sob
controlo através destes vários meios.

*3. As obstruções que causam dor são: ignorância, egoísmo,
apego, aversão e fixação à vida.*

Estas são as cinco dores, o quíntuplo laço que nos liga. Claro
que a ignorância é a mãe de todas as restantes. Ela é a única causa
de toda a nossa miséria. O que mais pode fazer-nos infelizes? A
natureza da Alma é a felicidade eterna. O que pode torná-la triste
excepto a ignorância, a alucinação, a ilusão? Toda esta dor da alma é
simplesmente ilusão.

*4. A ignorância é o campo produtivo de todos os estados que
se seguem, quer estejam eles adormecidos, atenuados, dominados,
ou expandidos.*

As impressões são a causa deles, e estas impressões existem
em diferentes graus. Há o dormente. Tu frequentemente ouves a
expressão "inocente como um bebé", porém no bebé pode estar o
estado de um demónio ou de um deus que sairá mais tarde. No
Yogi estas impressões, os *Samskaras* deixados por acções passadas,
são atenuadas; isto é, num estado muito fino, ele pode controlá-
las e não permitir que se manifestem. Dominado significa que, às
vezes, um conjunto de impressões é mantido por algum tempo por
aqueles que são mais fortes, todavia elas sairão quando essa causa de
repressão for removida. O último estado é o expandido, quando os
Samskaras, tendo um ambiente útil, alcançaram grande actividade,
seja como boa ou má.

5. Ignorância é tomar aquilo que é não-eterno, impuro,

doloroso, e não-Eu, por eterno, puro, feliz, Atman (Eu).

Todos estes vários tipos de impressão têm uma fonte: ignorância. Temos primeiro que aprender o que é a ignorância. Todos nós pensamos que "eu sou o corpo", e não o Ser, o puro, o resplandecente, o sempre abençoado, e isso é ignorância. Pensamos sobre o homem, e vemos o homem como corpo. Esta é a grande ilusão.

6. O egoísmo é a identificação do vidente com o instrumento de ver.

O vidente é realmente o Ser, o puro, o sempre sagrado, o infinito, o imortal. Esse é o Ser do homem. E quais são os instrumentos? O *Chitta*, ou o material mental, o *Buddhi*, ou a faculdade determinativa, o *Manas*, ou a mente, e o Indriyani, ou os órgãos sensoriais. Estes são os instrumentos para ele ver o mundo externo, e a identificação do Ser com os instrumentos é o que é chamado de ignorância do egoísmo. Nós dizemos "eu sou a mente, eu sou pensamento; eu estou zangado, ou eu estou feliz." Como podemos ficar com raiva e como podemos odiar? Devemos identificar-nos com o Ser; isso não pode mudar. Se é imutável, como pode ser um momento feliz e outro momento infeliz? É sem forma, infinito, omnipresente. O que pode mudar isto? Além de toda lei. O que pode afectar isto? Nada no universo pode produzir um efeito sobre isto, contudo, por ignorância, nos identificamos com o material da mente, e achamos que sentimos prazer ou dor.

7. O apego é aquilo que reside no prazer.

Encontramos prazer em certas coisas, e a mente, como uma corrente, flui em direcção a elas, e isso, seguindo o centro de prazer, por assim dizer, é apego. Nunca nos apegamos a alguém em quem não encontramos prazer. Encontramos prazer em coisas muito estranhas às vezes, contudo a definição é a mesma; onde quer que encontremos prazer, lá estamos nós apegados.

8. A aversão é aquilo que reside na dor.

Daquilo que nos dá dor imediatamente procuramos fugir.

9. Fluindo através da sua própria natureza, e estabelecido até mesmo no instruído, está a fixação à vida.

Esta fixação à vida que tu vês manifesta-se em todos os animais, e nela muitas tentativas foram feitas para construir a teoria de uma vida futura, porque os homens gostam tanto das suas vidas que desejam uma vida futura também. É claro que não é preciso dizer que este argumento não tem muito valor, todavia a parte mais curiosa é que, nos Países Ocidentais, a ideia de que esta fixação à vida indica uma possibilidade de uma vida futura aplica-se apenas aos homens, mas não inclui animais. Na Índia este apego à vida tem sido um dos argumentos para provar a experiência e a existência do passado. Por exemplo, se é verdade que todo o nosso conhecimento veio da experiência, então é certo que aquilo que nunca experimentamos não podemos imaginar, ou entender. Assim que as galinhas são chocadas elas começam a apanhar comida. Muitas vezes, patos que foram chocados por galinhas, assim que saíram dos ovos, voaram para a água, e a progenitora pensou que eles se afogariam. Se a experiência fosse a única fonte de conhecimento, onde aprenderam estas galinhas a apanhar comida, ou onde os patinhos aprenderam que a água era o elemento natural deles? Se tu dizes que é instinto, não significa nada—é simplesmente dar uma palavra, mas não é uma explicação. O que é este instinto? Nós temos muitos instintos em nós mesmos. Por exemplo, tu tocas piano, e lembras-te, quando aprendeste, com que cuidado tiveste de colocar os teus dedos nas teclas preta e branca, uma após a outra, mas agora, após longos anos de prática, tu podes conversar com os teus amigos, e a tua mão continua da mesma forma. Tornou-se instinto, torna-se automático, mas, tanto quanto sabemos, todos os casos que agora consideramos automáticos são degenerada razão. Na linguagem do Yogi, o instinto está envolvido com a razão. A discriminação envolve-se e ocorrem *Samskaras* automáticos. Por isso é perfeitamente lógico pensar que a tudo o que chamamos instinto neste mundo é simplesmente razão envolvida. Como a razão não pode vir sem experiência, todo instinto é, portanto, o resultado de experiência passada. As galinhas temem o falcão, e os patinhos amam a água, e estes são ambos o resultado de experiência passada. Então a questão é se esta experiência pertence a uma alma particular ou simplesmente ao corpo, se esta experiência que chega ao pato é a experiência do antepassado do pato ou a própria experiência do pato. Os cientistas modernos afirmam que pertence ao corpo, no entanto os Yogis sustentam que é a experiência da alma, transmitida através do corpo. Isto é chamado de teoria da reincarnação. Vimos que todo o nosso conhecimento, quer o denominemos percepção ou razão, quer instinto, deve vir através de um canal chamado experiência, e tudo o que conhecemos como instinto é o resultado de experiências passadas, degeneradas em instinto, e esse instinto regenera novamente em razão. De tal modo por todo o universo. E sobre isto foi construído um dos principais argumentos para a reincarnação, na Índia. As experiências recorrentes de vários medos, no decorrer do tempo, produzem esta fixação à vida. É por isso que a criança está instintivamente com medo, porque a experiência passada da dor está presente. Mesmo nos homens mais instruídos, que sabem que este corpo desaparecerá e que dizem: "não importa, temos centenas de corpos; a alma não pode morrer"—mesmo neles, com toda a sua convicção intelectual, ainda encontramos esta fixação à vida. O que é esta fixação à vida? Vimos que se tornou instintivo. Na linguagem psicológica do Yoga tornou-se *Samskaras*. Os *Samskaras*, finos e escondidos, estão a dormir no *Chitta*. Todas estas experiências passadas de morte, tudo o que chamamos de instinto, é experiência tornada subconsciente. Vive no *Chitta* e não está inactivo, mas está a trabalhar debaixo. Estes *Chitta Vrittis*, estas ondas da mente, que são rudes, podemos apreciar e sentir; elas podem ser mais facilmente controladas, mas e estes instintos mais subtis? Como podem ser controlados? Quando estou com raiva toda a minha mente se torna uma enorme onda de raiva. Eu sinto, vejo, lido, posso facilmente manipular, posso lutar, mas não terei sucesso perfeito na luta até poder colocar-me abaixo. Um homem diz algo muito desagradável para mim, e começo a sentir que estou a ficar irritado, e ele continua até que eu esteja perfeitamente encolerizado, e esqueço-me, identifico-me com a raiva. Quando ele começou a ofender-me eu ainda pensava "eu vou ficar com raiva." A raiva era uma coisa e eu era outra, mas quando fiquei com raiva, eu era raiva. Estes sentimentos devem ser controlados no germe, na raiz, em suas delgadas formas, antes mesmo de nos tornarmos conscientes de que eles estão a agir sobre nós. Com a vasta maioria da humanidade os estados subtis destas paixões não são sequer conhecidos, o estado em que as paixões vêm lentamente debaixo da consciência. Quando uma bolha está a subir do fundo do lago nós não a vemos, nem mesmo quando está quase a chegar à superfície; é somente quando rebenta e faz uma onda que sabemos que ela está lá. Nós só seremos bem-sucedidos ao lutar com as ondas quando pudermos pegá-las nos seus finos motivos e até que tu possas apossar-te deles e subjugá-los, antes que algum se torne grosseiro, não há esperança de conquistar qualquer paixão perfeitamente. Para controlar as nossas paixões temos que controlá-las nas suas próprias raízes; só então poderemos queimar as suas próprias sementes. Como as sementes fritas deitadas no solo nunca crescerão, assim estas paixões nunca surgirão.

10. Eles, a serem rejeitados por modificações opostas, são finos.

Como estes finos *Samskaras* devem ser controlados? Temos que começar com as grandes ondas, e descer e descer. Por exemplo, quando uma grande onda de raiva surge na mente, como podemos controlar isso? Apenas levantando uma grande onda oposta. Pensa em amor. Às vezes a mãe fica muito zangada com o marido, e enquanto nesse estado o bebé entra, e ela beija o bebé; a velha onda desaparece, e surge uma nova onda, amor pela criança. Essa suprime a outra. O amor é oposto à raiva. Assim descobrimos que destruindo as ondas opostas podemos conquistar aquelas que queremos rejeitar. Então, se pudermos levantar na nossa fina natureza aquelas finas ondas opostas, elas controlarão a raiva sob a superfície consciente. Vimos agora que todas estas acções instintivas começaram como acções conscientes, e se tornaram cada vez mais refinadas. Assim, se as boas ondas na consciência do *Chitta* forem constantemente elevadas, elas descerão, tornar-se-ão subtis e opor-se-ão às formas *Samskara* de maus pensamentos.

11. Por meditação, as suas modificações devem ser rejeitadas.

A meditação é um dos grandes meios de controlar o surgimento destas grandes ondas. Meditando tu podes fazer a mente subjugar estas ondas, e, se continuares a praticar meditação por dias, meses e anos, até que se torne um hábito, mesmo que as ondas de raiva e ódio venham a despeito de ti, raiva e ódio serão examinados e controlados.

12. O receptáculo de trabalhos tem a sua raiz nestas obstruções que causam dor, e a experiência delas nesta vida visível, ou na vida invisível.

Por receptáculo de trabalhos entende-se a soma total destes *Samskaras*. Seja qual for o trabalho que fazemos, a mente é lançada numa onda, e, depois do trabalho estar terminado, achamos que a onda desapareceu. Não. Só ficou fina, mas ainda está lá. Quando tentamos lembrar-nos da coisa, ela surge novamente e torna-se uma onda. Então estava lá; se não estivesse lá, não haveria memória. Então, qualquer acção, qualquer pensamento, bom ou mau, simplesmente desce e fica fino, e é armazenado. Eles são chamados de obstruções que causam dor, pensamentos felizes e infelizes, porque, de acordo com os Yogis, ambos, a longo prazo, trazem dor. Toda a felicidade que vem dos sentidos, eventualmente, trará dor. Todo o prazer nos deixará sedentos por mais, e isso traz dor como resultado. Não há limite para os desejos do homem; ele continua desejando e, quando chega a um ponto em que o desejo não pode ser cumprido, o resultado é a dor. Portanto, os Yogis consideram a soma total das impressões, boas ou más, como obstruções causadoras de dor; elas obstruem o caminho para a liberdade da Alma. É o mesmo com os *Samskaras*, as finas raízes de todos os nossos trabalhos: são as causas que mais uma vez trarão efeitos, seja nesta vida, seja em vidas futuras. Em casos excepcionais, quando estes *Samskaras* são muito fortes, eles dão frutos rapidamente; actos excepcionais de iniquidade, ou de bondade, trazem os seus frutos nesta vida. Os Yogis até sustentam que os homens que são capazes de adquirir um tremendo poder dos bons *Samskaras* não têm que morrer, mas, mesmo nesta vida, podem transformar os seus corpos em corpos divinos. Existem vários casos mencionados pelos Yogis nos seus livros. Estes homens mudam o próprio material dos seus corpos; eles reorganizam as moléculas de tal maneira que não têm mais doenças e o que chamamos de morte não vem para eles. Por que não deveria isto ser? O significado fisiológico do pedúnculo é a assimilação da energia do sol. Esta energia atinge a planta, a planta é comida por um animal, e o animal por nós. A ciência disto é que tiramos muita energia do sol, e o fazemos parte de nós mesmos. Sendo este o caso, por que deveria haver apenas uma maneira de assimilar energia? O caminho da planta não é o mesmo que o nosso; o processo de assimilação de energia da Terra difere do nosso. Mas todos assimilam energia de uma forma ou de outra. Os Yogis dizem que são capazes de assimilar energia apenas pelo poder da mente, que eles podem atrair tanto quanto desejarem sem recorrer aos métodos orientais. Como uma aranha faz a sua rede fora da sua própria substância, e fica presa na sua rede, e não pode ir a lugar algum excepto ao longo das linhas daquela rede, assim projectamos da nossa própria substância esta rede chamada de nervos, e nós não podemos funcionar excepto através dos canais desses nervos. O Yogi diz que não precisamos comprometer-nos com isso. Similarmente, nós podemos enviar electricidade para qualquer parte do mundo mas temos que enviá-la por meio de fios. A natureza pode enviar uma vasta massa de electricidade sem fio algum. Por que não podemos fazer a mesma coisa? Nós podemos enviar electricidade mental. O que chamamos de mente é basicamente o mesmo que electricidade. É claro que este fluido nervoso tem um pouco de electricidade, porque é polarizado, e responde a todas as direcções eléctricas. Nós só podemos enviar a nossa electricidade através destes canais nervosos. Por que não enviar a electricidade mental sem essa ajuda? O Yogi diz que é perfeitamente possível e praticável, e que quando tu puderes fazer isso trabalharás em todo o universo. Tu serás capaz de trabalhar com qualquer corpo em qualquer lugar, sem a ajuda de qualquer sistema nervoso. Quando a alma está a agir através destes canais dizemos que um homem está vivo, e quando estes canais morrem dizemos que o homem está morto. Mas quando um homem é capaz de agir com ou sem esses canais, o nascimento e a morte não terão significado para ele. Todos os corpos no universo são compostos de *Tanmatras*, e é apenas na combinação deles que surge uma diferença. Se tu és o organizador podes organizar esse corpo de uma forma ou de outra. Quem faz esse corpo senão tu? Quem ingere a comida? Se outro comesse por ti, tu não viverias muito tempo. Quem faz o sangue sair disso? Tu com certeza. Quem assimila o sangue e o envia através das veias? Tu. Quem cria os nervos e faz todos os músculos? Tu és o fabricante, da tua própria substância. Tu és o fabricante do corpo, e vives nele. Só perdemos o conhecimento de como fazer isso. Nós nos tornámos automáticos, degenerados. Nós nos esquecemos do processo de fabricação. Então, o que fazemos automaticamente tem que ser novamente regulado. Nós somos os criadores e temos que regular essa criação, e assim que pudermos fazer isso seremos capazes de fabricar como quisermos, então não teremos nascimento nem morte, doença, ou seja o que for.

13. A raiz estando lá, a fruição vem (na forma de) espécies, vida, e expressão de prazer e dor.

As raízes, as causas, os *Samskaras* estando lá, manifestam-se novamente e formam os efeitos. A causa da morte torna-se o efeito, e o efeito torna-se mais subtil e torna-se a causa do próximo efeito. A árvore comporta uma semente e torna-se a causa da próxima árvore, e assim por diante. Todos os nossos trabalhos agora são os efeitos dos *Samskaras* do passado. Novamente, estes *Samskaras* tornam-se a causa de acções futuras, e assim continuamos. Então este aforismo diz que a causa estando lá, o fruto deve vir, na forma de espécie; um será um homem, outro um anjo, outro um animal, outro um demónio. Então há efeitos diferentes na vida; um homem vive cinquenta anos, outro vive cem anos, e outro morre em dois anos, e nunca atinge a maturidade; todas estas diferenças na vida são reguladas por estas acções passadas. Um homem nasce, por assim dizer, por prazer; se ele se enterrar numa floresta, o prazer o seguirá até lá. Outro homem, onde quer que ele vá, a dor o segue, tudo se torna doloroso. É tudo o resultado do seu próprio passado. De acordo com a filosofia dos Yogis todas as acções virtuosas trazem prazer, e todas as acções viciosas trazem dor. Qualquer homem que pratique actos perversos certamente colherá o fruto deles na forma de dor.

14. Eles dão frutos como prazer ou dor, causados por virtude ou vício.

15. Para o discriminador, tudo é, por assim dizer, doloroso por conta de tudo o que traz dor, seja nas consequências, na apreensão, ou na atitude causada pelas impressões, também por conta da acção contrária das qualidades.

Os Yogis dizem que o homem que tem poderes discriminativos, o homem de bom senso, vê através de todas estas várias coisas, que são denominadas prazer e dor, e sabe que elas estão sempre igualmente distribuídas, e uma segue a outra, e se funde na outra; ele vê que os homens estão a seguir uma *ignis fatuus* (Trad.:(ilusão do fogo)) por toda a vida e nunca conseguem satisfazer os seus desejos. Nunca houve um amor neste mundo que não conhecesse a decadência. O grande rei Yudisthira disse uma vez que a coisa mais maravilhosa da vida é que a cada momento vemos pessoas morrendo ao nosso redor, e no entanto nós achamos que nunca iremos morrer. Cercados de idiotas por todos os lados, nós achamos que somos as únicas excepções, os únicos homens instruídos. Cercados por todos os tipos de experiências de inconstância, nós achamos que o nosso amor é o único amor duradouro. Como pode ser? Até mesmo o amor é egoísta, e o Yogi diz que, no final, descobriremos que mesmo o amor de maridos e de esposas, de crianças e de amigos, decai lentamente. A decadência captura tudo nesta vida. É somente quando tudo, até mesmo o amor, falha, que, com um lampejo, o homem descobre quão vaidoso, quão semelhante a um sonho é este mundo. Então ele apanha um vislumbre de *Vairagyam* (renúncia), vislumbra o além. É somente desistindo deste mundo que o outro vem; nunca através da construção de um presente. Nunca existiu ainda uma grande alma que não rejeitasse os prazeres e os gozos dos sentidos para se tornar tal. A causa da miséria é o confronto entre forças de índole diferente, uma arrastando para um lado e a outra arrastando para o outro, tornando impossível a felicidade permanente.

16. *A miséria que ainda não chegou é para ser evitada.*

Algum *Karma* já resolvemos, algum *Karma* estamos a resolver agora no presente, e algum *Karma* está à espera para dar frutos no futuro. Aquilo que resolvemos já passou e acabou.

Aquilo que estamos a vivenciar agora teremos que resolver, e é apenas aquilo que está à espera para dar frutos no futuro que podemos conquistar e controlar, então todas as nossas forças devem ser direccionadas para o controlo daquele *Karma* que ainda não deu frutos. Isso refere-se ao aforismo anterior, quando Patanjali diz que estes vários *Samskaras* devem ser controlados por ondas contrárias.

17. *A causa do que é para ser evitado é a junção do vidente e do visto.*

Quem é o vidente? O Ser do Homem, o *Purusha*. O que é o visto? Toda a natureza, começando com a mente até à matéria grosseira. Todo este prazer e dor surge da junção entre este *Purusha* e a mente. O *Purusha*, tu tens que ter presente, de acordo com esta filosofia, é puro; é quando isto é juntado à natureza, e por reflexão, que parece sentir-se prazer ou dor.

18. *O experiente é composto de elementos e órgãos, é da natureza da iluminação, acção e inércia, e é para o propósito de experiência e libertação (do experimentador).*

O experienciado, que é a natureza, é composto de elementos e órgãos—os elementos densos e finos que compõem o todo da natureza, e os órgãos dos sentidos, da mente, etc., e é da natureza de iluminação, acção, e inércia. Estes são o que em sânscrito são denominados *Sattva* (iluminação), *Rajas* (acção), e *Tamas* (escuridão); cada um é para o propósito de experiência e libertação. Qual é o propósito de toda a natureza? Que o *Purusha* possa ganhar experiência. O *Purusha* esqueceu, por assim dizer, a sua natureza poderosa e piedosa. Há uma história em que o rei dos deuses, Indra, uma vez tornou-se um porco, chafurdando em lama; ele tinha uma porca, e bastantes porquinhos, e estava muito feliz. Então alguns anjos viram a sua situação, aproximaram-se dele e disseram-lhe: "Tu és o rei dos deuses, tens o comando de todos os deuses. Por que estás aqui?" Porém Indra disse: "Deixem-me estar; eu estou bem aqui; eu não me importo com os céus, enquanto eu tiver esta porca e estes porquinhos." Os pobres deuses estavam no limite de sagácia sobre o que fazer. Depois de algum tempo decidiram ir devagar e matar um dos porquinhos, e depois outro, até matarem todos os porcos, e também a porca. Quando todos estavam mortos Indra começou a chorar e a lamentar. Então os deuses rasgaram o corpo de porco dele e de lá ele saiu, começando a rir quando percebeu que era um sonho hediondo; ele, o rei dos deuses, tornara-se um porco e achara que a vida dos porcos era a única vida! Não só isso, mas desejara que o universo inteiro entrasse na vida dos porcos! O *Purusha*, quando se identifica com a natureza, esquece que é puro e infinito. O *Purusha* não vive; é a própria vida. Não existe; é a própria existência. A Alma não conhece; é o próprio conhecimento. É um erro total dizer que a Alma vive, ou conhece, ou ama. Amor e existência não são as qualidades do *Purusha*, mas a sua essência. Quando estas qualidades são reflectidas em algo tu podes chamá-las de qualidades desse algo. Contudo estas não são as qualidades do *Purusha*, mas a essência deste grande *Atman*, este Ser Infinito, sem nascimento ou morte, O Qual é estabelecido em Sua própria glória, no entanto aparece como se fosse degenerado até que tu te aproximes para Lhe dizeres, "Tu não és um porco", aí ele começa a guinchar e a morder. Assim é com todos nós neste *Maya*, este mundo de sonhos, onde tudo é miséria, choro, e lamentação, onde algumas bolas douradas são reboladas, e o mundo rasteja atrás delas. Tu nunca foste delimitado por leis, a Natureza nunca teve um limite para ti. Isso é o que o Yogi te diz; tem paciência para o aprenderes. E o Yogi mostra como, pela junção com este mundo físico, e identificando-se com a mente e o mundo, o *Purusha* considera-se miserável. Então o Yogi mostra que a saída é através da experiência. Tu tens que obter toda esta experiência, mas terminá-la rapidamente. Nós colocámo-nos nesta rede, e teremos que sair. Nós nos enredámos na armadilha, e teremos que realizar a nossa liberdade. Portanto, adquire estas experiências de maridos e esposas, e amigos, e pequenos amores, e tu passarás por elas com segurança se nunca esqueceres o que realmente és. Nunca esqueças que este é apenas um estado momentâneo e que precisamos de passar por ele. A experiência é a única grande professora—experiências de prazer e dor—mas não esqueças que são apenas experiências, e todas conduzirão, passo a passo, àquele estado em que todas estas coisas se tornarão pequenas, e o *Purusha* será tão grande que todo este universo será como uma gota no oceano, e cairá por sua própria insignificância. Temos que passar por estas experiências, mas nunca nos esqueçamos do ideal.

19. Os estados das qualidades são o definido, o indefinido, o indicado apenas, e o sem signo.

O sistema do Yoga é construído inteiramente sobre a filosofia dos *Sankhyas*, como eu disse anteriormente, e aqui novamente eu recordarei a cosmologia da filosofia *Sankhya*. De acordo com os *Sankhyas*, a natureza é a causa material e eficiente deste universo. Nesta natureza existem três tipos de materiais, o *Sattva*, o *Rajas* e o *Tamas*. O material de *Tamas* é tudo o que é escuro, tudo o que é ignorante e pesado; e o *Rajas* é a actividade. Os *Sattva*s são a calma, a luz. Quando a natureza está no estado antes da criação, isto é chamado por eles de *Avyaktam*, indefinido, ou indistinto; isto é, em que não há distinção de forma ou nome, um estado no qual estes três materiais são mantidos em perfeito equilíbrio. Então o equilíbrio é perturbado, estes materiais diferentes começam a misturar-se de várias formas, e o resultado é este universo. Em todo homem, também, estes três materiais existem. Quando o material de *Sattva* prevalece, o conhecimento vem. Quando o material de *Rajas* prevalece, a actividade vem, e quando o material de *Tamas* prevalece vem a escuridão, a lassidão, a ociosidade, a ignorância. De acordo com a teoria *Sankhya*, a mais alta manifestação desta natureza, consistindo destes três materiais, é o que eles chamam de *Mahat*, ou inteligência, inteligência universal, e cada mente humana é parte dessa inteligência cósmica. Então por intermédio de *Mahat* vem a mente. Na Psicologia *Sankhya* há uma distinção nítida entre *Manas*, a função mental, e a função do intelecto *Buddhi*. A função da mente é simplesmente colectar e transportar impressões e apresentá-las ao *Buddhi*, o *Mahat* individual, e o *Buddhi* determinado a partir dele. Assim, do *Mahat* vem a mente, e da mente vem o material fino, e esse material fino acumula-se e torna-se o material grosseiro externo—o universo externo. A alegação da filosofia *Sankhya* é que começando com o intelecto, e descendo para um bloco de pedra, tudo saiu da mesma coisa, apenas como estados de existência mais subtis ou mais densos. O *Buddhi* é o mais fino estado de existência dos materiais, e então vem o *Ahamkara*, o egoísmo, e ao lado da mente vem o material fino, que eles chamam de *Tanmatras*, que não podem ser vistos, mas que são inferidos. Esses *Tanmatras* combinam-se e tornam-se mais grosseiros, até finalmente produzirem este universo. O mais fino é a causa e o mais grosseiro é o efeito. Começa com o *Buddhi*, que é o material mais fino, e vai tornando-se mais grosseiro e grosseiro, até se tornar este universo. De acordo com a filosofia *Sankhya*, além de toda esta natureza está o *Purusha*, que não é material de forma alguma. *Purusha* não é de forma alguma semelhante a qualquer outra coisa, seja *Buddhi*, ou mente, ou os *Tanmatras*, ou o material grosseiro; não é semelhante a qualquer um deles, é inteiramente separado, inteiramente diferente na sua natureza, e daí argumentam que o *Purusha* deve ser imortal porque não é o resultado de combinação. Aquilo que não é o resultado de combinação não pode morrer, estes *Purusha*s ou Almas são infinitas em número. Agora vamos entender o Aforismo, que os estados das qualidades são definidos, indefinidos, e sem signo. Pelo definido entende-se os elementos grosseiros, os quais podemos sentir. Pelo indefinido entende-se os materiais muito finos, os *Tanmatras*, os quais não podem ser sentidos pelos homens comuns. Se tu praticas Yoga, entretanto, diz Patanjali, depois de um tempo a tua percepção ficará tão fina que realmente verás os *Tanmatras*. Por exemplo, tu prestaste atenção como todo homem tem certa luz sobre ele; todo ser vivo está a emanar uma certa luz, e isso, diz ele, pode ser visto pelo Yogi. Nem todos nós vemos isto, mas todos nós estamos a lançar estes *Tanmatras*, assim como uma flor está continuamente emanando estes *Tanmatras* que nos permitem sentir o cheiro dela. Todos os dias das nossas vidas estamos a lançar uma massa de bem ou mal, e a todos os lugares que vamos a atmosfera está cheia destes materiais, e é assim que chegou à mente humana, mesmo inconscientemente, a ideia de construir templos e igrejas. Por que deveria o homem construir igrejas para adorar a Deus? Por que não adorá-Lo em qualquer lugar? Mesmo que não soubesse a razão, o homem descobriu que aquele lugar onde as pessoas adoravam a Deus tornou-se cheio de bons *Tanmatras*. Todos os dias as pessoas vão lá, e quanto mais elas vão mais sagradas elas são, e o lugar mais sagrado se torna. Qualquer homem, que não tem em si muito *Sattva*, vai lá e o lugar irá influenciá-lo e despertará a qualidade do seu *Sattva*. Aqui, portanto, está o significado de todos os templos e locais sagrados, no entanto deves lembrar-te que a santidade deles depende das pessoas santas reunidas lá. A dificuldade com a humanidade é que as pessoas esquecem o significado original e colocam a carroça à frente dos bois. Foram os homens que tornaram estes lugares santos, e então o efeito tornou-se a causa e tornou os homens santos. Se apenas os ímpios fossem para lá esse lugar seria tão mau quanto qualquer outro. Não é o edifício, mas o povo, que faz uma igreja, e é isso que sempre esquecemos. É por isso que os sábios e as pessoas santas, que têm tanto desta qualidade *Sattva*, emanam tanto à sua volta e exercem uma grande influência dia e noite no seu ambiente. Um homem pode tornar-se tão puro que a sua pureza tornar-se-á tangível, por assim dizer. O corpo torna-se puro, e num senso intensamente físico, sem ideia figurativa, sem linguagem poética, emana essa pureza onde quer que vá. Quem entra em contacto com esse homem torna-se puro. Em seguida, "o indicado apenas" significa o *Buddhi*, o intelecto. "O indicado apenas" é a primeira manifestação da natureza; de onde todas as outras manifestações procedem. O último é "o sem signo". Aqui parece haver uma grande luta entre a ciência moderna e toda a religião. Cada religião tem esta ideia de que este universo vem da inteligência. Apenas algumas religiões eram mais filosóficas, e usaram linguagem científica. A própria teoria de Deus, pegando no seu significado psicológico, e à parte de todas as ideias de Deus pessoal, é que a inteligência é a primeira na ordem da criação, e que da inteligência vem o que chamamos de matéria bruta. Os filósofos modernos dizem que a inteligência é a última a chegar. Dizem que coisas ininteligentes evoluem lentamente para animais e que os animais evoluem lentamente para os homens. Eles afirmam que, em vez de tudo sair da inteligência, a inteligência é a última a chegar. Tanto a declaração religiosa quanto a científica, embora aparentemente e directamente opostas uma à outra, são verdadeiras. Considera uma série infinita A—B—A—B—A—B, etc. A questão é: qual é o primeiro, A ou B? Se tu tomares a série como A—B, dirás que A é o primeiro, mas se tomares como B–A, tu dirás que B é o primeiro. Depende da maneira como olhas para isto. A inteligência evolui, e torna-se o material bruto, e este novamente evolui como inteligência, e novamente evolui como matéria mais uma vez. Os *Sankhyas*, e todos os religiosos, colocam a inteligência em primeiro lugar, e a série torna-se inteligência depois matéria, inteligência depois matéria. O homem científico põe o dedo dele na matéria, e diz matéria depois inteligência, matéria depois inteligência. Mas ambos estão a indicar a mesma corrente. A filosofia Indiana, contudo, vai além da inteligência e da matéria, e encontra um *Purusha*, ou Ser, que está além de toda a inteligência, e do qual a inteligência é apenas a luz emprestada.

20. O vidente é apenas inteligência, e ainda que pura, vista através da coloração do intelecto.

Esta é novamente a filosofia *Sankhya*. Vimos, conforme esta filosofia, que da forma mais baixa até à inteligência tudo é natureza, não obstante além da natureza estão os *Purusha*s (almas) e estes não têm qualidades. Então como a alma parece feliz ou infeliz? Por reflexão. Justamente como se uma peça de cristal puro for colocada sobre uma mesa e uma flor vermelha for colocada perto, o cristal parece ser vermelho, assim todas estas aparências de felicidade ou infelicidade são apenas reflexos; a Alma em si não tem nenhum tipo de coloração. A Alma é separada da natureza; a natureza é uma coisa, a Alma outra, eternamente separadas. Os *Sankhyas* dizem que a inteligência é um composto, que cresce e diminui, que muda, assim como o corpo muda, e que a sua natureza é quase a mesma que a do corpo. Como a unha é para o corpo, assim é o corpo para a inteligência. A unha é uma parte do corpo, no entanto pode ser removida centenas de vezes e o corpo ainda permanecerá. Da mesma forma, a inteligência dura éons, enquanto este corpo pode ser removido, deitado fora. Todavia a inteligência não pode ser imortal, porque é mutável—crescente e minguante. Qualquer coisa que mude não pode ser imortal. Certamente a inteligência é fabricada, e esse mesmo facto mostra-nos que deve haver algo além disso, porque não pode ser livre. Tudo relacionado com matéria está na natureza, e, portanto, está vinculado para sempre. Quem é livre? Aquele livre deve certamente ser além de causa e efeito. Se tu disseres que a ideia de liberdade é uma ilusão, eu direi que a ideia de escravidão é também uma ilusão. Dois factos entram na nossa consciência, e permanecem ou caem um pelo outro. Um é que estamos vinculados. Se quisermos atravessar uma parede, e a nossa cabeça bater contra a parede, ficaremos limitados por essa parede. Ao mesmo tempo encontramos vontade, e pensamos que podemos direccionar a nossa vontade para todos os lugares. A cada passo estas ideias contraditórias estão a chegar até nós. Temos de acreditar que somos livres, porém a cada momento descobrimos que não somos livres. Se uma ideia é uma ilusão, a outra é também uma ilusão porque ambas estão na mesma base—a consciência. O Yogi diz que ambos são verdadeiros; que estamos tão limitados quanto o alcance da inteligência, que somos livres no que diz respeito à alma. É a natureza real do homem, a Alma, o *Purusha*, que está além de toda a lei de causalidade. A sua liberdade percorre camadas e camadas de matéria, em várias formas de inteligência, mente, e todas estas coisas. É a sua luz que brilha através de todos. A inteligência não tem luz própria. Cada órgão tem um centro particular no cérebro; não é que todos os órgãos tenham um centro; cada órgão é separado. Por que se harmonizam todas estas percepções e de onde vem a sua unidade? Se fosse no cérebro haveria apenas um centro para os olhos, o nariz, as orelhas, enquanto sabemos com certeza que existem centros diferentes para cada um. Mas um homem pode ver e ouvir ao mesmo tempo, portanto uma unidade deve estar por detrás da inteligência. A inteligência está eternamente conectada com o cérebro, mas por detrás da inteligência está o *Purusha*, a unidade, onde todas estas diferentes sensações e percepções se juntam e se tornam um. A própria Alma é o centro onde todos os diferentes órgãos convergem e se tornam unificados, e essa Alma é livre, e é a sua liberdade que te diz a cada momento que és livre. Mas tu confundes, e misturas essa liberdade a cada momento com inteligência e mente. Tu tentas atribuir essa liberdade à inteligência, e imediatamente descobres que a inteligência não é livre; atribuis essa liberdade ao corpo, e imediatamente a natureza te diz que estás novamente enganado. É por isso que existe esta sensação mesclada de liberdade e escravidão ao mesmo tempo. O Yogi analisa tanto o que é livre quanto o que é vinculado, e a sua ignorância desaparece. Ele descobre que o *Purusha* é livre, é a essência desse conhecimento que, vindo através do *Buddhi*, se torna inteligência, e, como tal, é vinculada.

21. A natureza da experiência é para ele.

A natureza não tem luz própria. Enquanto o *Purusha* estiver presente nela, ela parece iluminada mas a luz é emprestada; assim como a luz da lua é reflectida. Todas as manifestações da natureza são causadas por esta própria natureza, de acordo com os Yogis; mas a natureza não tem finalidade em vista, excepto libertar o *Purusha*.

22. Embora eliminada para ele, cujo objectivo foi alcançado, ainda não está, sendo comum aos outros.

Toda a ideia desta natureza é fazer a Alma saber que é inteiramente separada da natureza, e quando a Alma sabe disso, a natureza não tem mais atractivos para ela. Mas toda a natureza desaparece apenas para aquele homem que se tornou livre. Sempre haverá um número infinito de outros, para quem a natureza continuará a trabalhar.

23. Junção é a causa da realização da natureza de ambos os poderes, o experiente e o seu Senhor.

De acordo com este aforismo, quando esta Alma entra em conjunção com a natureza, tanto o poder da Alma como o poder da natureza tornam-se manifestos nesta conjunção, e todas estas manifestações são descartadas. Ignorância é a causa desta conjunção. Nós vemos todos os dias que a causa da nossa dor ou prazer é sempre a nossa união com o corpo. Se eu tivesse a certeza absoluta de que não sou este corpo, não prestaria atenção ao calor e ao frio, ou qualquer coisa do tipo. Este corpo é uma combinação. É apenas uma ficção dizer que eu tenho um corpo, tu outro, e o sol outro. Todo o universo é um oceano de matéria, e tu és o nome de uma pequena partícula, e eu de outra, e o sol de outra. Nós sabemos que esta matéria está a mudar continuadamente, o que está a formar o sol num dia, no dia seguinte pode formar a matéria dos nossos corpos.

24. Ignorância é a sua causa.

Por meio da ignorância unimo-nos a um corpo particular, e por conseguinte abrimo-nos à miséria. Esta ideia de corpo é uma superstição simples. É a superstição que nos faz felizes ou infelizes. É a superstição causada pela ignorância que nos faz sentir calor e frio, dor e prazer. É a nossa ocupação superar esta superstição, e o Yogi mostra-nos como podemos fazer isto. Foi demonstrado que, sob certas condições mentais, um homem pode ser queimado, porém, enquanto essa condição durar, ele não sentirá dor. A dificuldade é que esta sublevação da mente surge como um redemoinho num minuto, e vai embora no seguinte. Se, no entanto, o alcançarmos cientificamente, através do Yoga, alcançaremos permanentemente essa separação entre Ser e corpo.

25. Havendo ausência disso (ignorância) há ausência de junção, que é a coisa a ser evitada; essa é a independência do vidente.

De acordo com esta filosofia do Yoga é por meio da ignorância que a Alma tem sido juntada à natureza e a ideia é livrar-se do controlo da natureza sobre nós. Esse é o objectivo de todas as religiões. Cada Alma é potencialmente divina. O objectivo é manifestar esta Divindade internamente, controlando a natureza, externa e interna. Faz isto pelo trabalho, ou culto, ou controlo psíquico, ou pela filosofia, por um ou mais, ou todos estes—e sê livre. Isto é o todo da religião. Doutrinas, ou dogmas, ou rituais, ou livros, ou templos, ou formas, são apenas detalhes secundários. O Yogi tenta alcançar este objectivo através do controlo psíquico. Até que nos possamos libertar da natureza somos escravos; como ela dita assim devemos ir. O Yogi afirma que também é importante dominar os controlos mentais. A natureza interna é muito maior do que a externa, e muito mais difícil de lidar, muito mais difícil de controlar; portanto, aquele que conquistou a natureza interna controla todo o universo; este torna-se seu servo. *Raja Yoga* propõe os métodos para obter esse controlo. Forças mais altas do que conhecemos na natureza física terão que ser subjugadas. Este corpo é apenas a crosta externa da mente. Eles não são duas coisas diferentes; são exactamente como a ostra e a sua casca. Eles são apenas dois aspectos de uma coisa; a substância interna da ostra está absorvendo matéria de fora e fabricando a casca. Da mesma forma estas forças internas finas que são denominadas mente retiram a matéria grosseira de fora, e a partir dela fabricam esta casca, ou corpo externo. Se então temos controlo do interno é muito fácil ter controlo do externo. Novamente, estas forças não são diferentes. Não é que algumas forças sejam físicas, e algumas mentais; as forças físicas são apenas as manifestações grosseiras das forças subtis, tal como o mundo físico é apenas a manifestação grosseira do mundo subtil.

26. *Os meios de destruição da ignorância são práticas ininterruptas de discriminação.*

Este é o objectivo real da prática—discriminação entre o real e o irreal, sabendo que o *Purusha* não é natureza, que não é matéria nem mente, e que, por não ser natureza, não pode mudar. É apenas a natureza que muda, combina e recombina, dissolvendo-se continuadamente. Quando através da prática constante começarmos a discriminar, a ignorância desaparecerá e o *Purusha* começará a brilhar na sua natureza real, omnisciente, omnipotente, omnipresente.

27. *Seu conhecimento é séptuplo do mundano.*

Quando esse conhecimento vier, ele virá, por assim dizer, em sete graus, um após o outro, e quando um deles tiver começado nós saberemos que estamos a obter conhecimento. O primeiro a aparecer será o de que conheceremos o que deve ser conhecido. A mente deixará de estar insatisfeita. Enquanto estamos sedentos de conhecimento nós começamos a procurar aqui e ali, onde quer que pensemos que podemos obter alguma verdade, e, não conseguindo encontrá-la, ficamos insatisfeitos e procuramos uma nova direcção. Toda a busca é vã até começarmos a perceber que o conhecimento está dentro de nós mesmos, que ninguém pode ajudar-nos, que devemos nós próprios nos ajudar. Quando começamos a praticar o poder da discriminação, o primeiro sinal de que estamos a chegar perto da verdade será o de que esse estado de insatisfação desaparecerá. Nós devemos ter a certeza de que encontramos a verdade, e que não pode ser outra coisa senão a verdade. Então podemos saber que o sol está a nascer para nós, que a manhã está a surgir para nós, e, tendo coragem, devemos perseverar até que o objectivo seja atingido. O segundo

grau será o desaparecimento de todas as dores. Será impossível
que qualquer coisa no universo, física, mental, ou espiritual, nos
cause dor. O terceiro será a obtenção do pleno conhecimento,
a omnisciência será nossa. Em seguida virá o que é chamado de
liberdade do *Chitta*. Vamos perceber que todas estas dificuldades e
lutas caíram de nós. Todas estas vacilações da mente, quando a mente
não pode ser controlada, caíram, tal como uma pedra cai do topo da
montanha para o vale e nunca mais volta. O próximo será que este
próprio *Chitta* perceberá que ele se dissolve nas suas causas sempre
que desejarmos. Por fim, descobriremos que estamos estabelecidos
no nosso Ser, que estamos sozinhos em todo o universo, que nem
o corpo nem a mente foram conectados connosco, muito menos se
juntaram a nós. Eles estavam a trabalhar do seu próprio jeito e nós,
pela ignorância, nos unimos a eles. Mas nós temos estado sozinhos,
omnipotentes, omnipresentes, sempre abençoados; o nosso próprio
Ser era tão puro e perfeito que não exigíamos mais ninguém. Não
exigimos que mais ninguém nos faça felizes, pois somos a própria
felicidade. Descobriremos que este conhecimento não depende de
mais nada; em todo o universo não pode haver nada que não se
torne refulgente diante do nosso conhecimento. Este será o último
estado, o Yogi se tornará pacífico e calmo, nunca mais sentindo dor,
nunca mais sendo iludido, nunca tocando em miséria. Ele sabe que
é sempre abençoado, sempre perfeito, todo-poderoso.

*28. Pela prática das diferentes partes do Yoga, as impurezas
sendo destruídas, o conhecimento torna-se refulgente, até à
discriminação.*

Agora vem o conhecimento prático. O que acabamos de falar
é muito mais alto. Está bem acima das nossas cabeças, mas é o
ideal. Primeiro é necessário obter controlo físico e mental. Então a
realização tornar-se-á estável nesse ideal. O ideal sendo conhecido, o
que resta é praticar o método de alcançá-lo.

*29. Yama, Niyama, Asana, Pranayama, Pratyahara,
Dharana, Dhyana, Samadhi, são os limbos do Yoga.*

30. Não ferir, veracidade, não roubar, abstinência, e não receber são chamados de Yama.

Um homem que quer ser um perfeito Yogi deve desistir da ideia sexual. A Alma não tem sexo; por que deveria degradar-se com ideias sexuais? Mais tarde entenderemos melhor por que devem ser abandonadas estas ideias. Receber é tão mau quanto roubar; receber presentes de outros. Seja quem for que receba presentes, a sua mente é movida pela mente do doador, de modo que o homem que recebe presentes degenera-se. Receber presentes destrói a independência da mente e torna-nos meros escravos. Assim sendo, não receba nada.

31. Estes, ininterruptos pelo tempo, lugar, propósito, e casta, são votos universais.

Estas práticas, não ferir, não roubar, castidade e não receber, devem ser praticadas por qualquer homem, mulher e criança, por qualquer alma, independentemente de nação, país ou posição.

32. Purificação interna e externa, contentamento, mortificação, estudo, e adoração a Deus, são os Niyamas.

Purificação externa é manter o corpo puro; um homem sujo nunca se tornará um Yogi. Deve haver purificação interna também. Isso é obtido pelas virtudes mencionadas em primeiro lugar. É claro que a pureza interna é de maior valor que a externa, porém ambas são necessárias, e a pureza externa, sem a interna, não é boa.

33. Para obstruir os pensamentos que são hostis ao Yoga pensamentos contrários serão trazidos.

Esta é a maneira de praticar todas estas virtudes que foram declaradas, mantendo pensamentos de um carácter oposto na mente. Quando a ideia de roubar vem, não roubar deve ser pensado. Quando a ideia de receber presentes vier, substitui-se por um pensamento contrário.

34. As obstruções ao Yoga estão a prejudicar, etc., quer sejam cometidas, causadas, ou aprovadas; ambas por avareza, ou raiva, ou ignorância; quer sejam ligeiras, medianas, ou grandes, e o resultado é copiosa miséria. Este é (o método de) pensar o contrário.

Se eu digo uma mentira, ou faço com que outro diga uma mentira, ou aprovo um outro que o faça, é igualmente pecaminoso. Se é uma mentira muito leve, ainda é uma mentira. Todo pensamento vicioso se recuperará, todo pensamento de ódio que tu formaste, mesmo subterraneamente, é armazenado, e um dia voltará a ti com enorme poder na forma de alguma miséria. Se tu projectares qualquer tipo de ódio e ciúme, eles farão ricochete com juros compostos. Nenhum poder pode evitá-los; quando tu os colocares em movimento terás que suportá-los. Lembrar disso, vai impedir-te de fazer coisas más.

35. Não ferir sendo estabelecido, na sua presença todas as inimizades cessam (nos outros).

Se um homem adquire a ideia de não prejudicar os outros, perante ele até mesmo os animais que são ferozes por natureza ficam pacíficos. O tigre e o cordeiro vão brincar juntos diante daquele Yogi e não se ferirão. Quando tu chegares a esse estado, então sozinho entenderás que te estabeleceste firmemente em não prejudicar.

36. Pelo estabelecimento da veracidade o Yogi adquire o poder de obter para si e para os outros os frutos do trabalho sem os trabalhos.

Quando este poder da verdade for estabelecido contigo, então, mesmo em sonho, nunca dirás uma inverdade, em pensamento, palavra ou acção; o que tu disseres será verdade. Podes dizer a um homem, "Abençoado sejas", e esse homem será abençoado. Se um homem está doente e tu dizes-lhe, "Curado sejas", ele será curado imediatamente.

37. Pelo estabelecimento de não roubar, toda a riqueza chega ao Yogi.

Quanto mais tu voas para longe da natureza mais ela te segue, e se não te importas de todo com a natureza ela torna-se tua escrava.

38. Pelo estabelecimento de abstinênciaa, energia é obtida.

O cérebro puro tem enorme energia, força de vontade gigantesca, sem a qual não pode haver força mental. Todos os homens de cérebros gigantescos são muito abstinentes. Isto dá maravilhoso controlo sobre a humanidade. Líderes de homens têm sido muito abstinentes, e isto é o que lhes deu poder. Por isso o Yogi deve ser abstinente.

39. Quando ele está fixado em não receber, ele obtém a memória da vida passada.

Quando o Yogi não recebe presentes de outros ele não se torna devedor a outros, mas torna-se independente e livre, e a sua mente torna-se pura, porque com cada prenda ele recebe todos os males do doador, e estes, camada após camada, vão revestir a sua mente, até que esteja escondida sob a cobertura de todos os tipos de mal. Se ele não recebe, a mente torna-se pura e a primeira coisa que recebe é a memória da vida passada. Então sozinho o Yogi torna-se perfeitamente fixo no seu ideal, porque ele vê que tem estado a ir e a vir tantas vezes, e ele torna-se determinado que desta vez será livre, não mais irá e virá, não mais será o escravo da Natureza.

40. A limpeza interna e externa sendo estabelecida, surge desprazer em relação ao próprio corpo, e o não enlace com outros corpos.

Quando há verdadeira purificação do corpo, externo e interno, surge a incúria do corpo, e toda esta ideia de mantê-lo agradável desaparecerá. O que os outros chamam de rosto mais bonito, para o Yogi parecerá ser o rosto de um animal se não houver inteligência por detrás dele. O que o mundo chamará de um rosto muito comum, ele chamará de celestial se esse espírito brilhar por detrás dele. Esta ânsia atrás do corpo é a grande perdição da vida humana. Então, quando esta pureza é estabelecida, o primeiro sinal será que tu não darás importância sobre pensar que és um corpo. É somente quando a pureza chega que nos livramos desta ideia corporal.

41. Também surge a purificação do Sattva, a alegria da mente, a concentração, a conquista dos órgãos, e a aptidão para a realização do Ser.

Por esta prática o material de *Sattva* prevalecerá, e a mente tornar-se-á concentrada e alegre. O primeiro sinal de que tu és religioso é aquele em que estás a tornar-te alegre. Quando um homem é sombrio, isso pode ser dispepsia mas não é religião. Um sentimento prazeroso é a natureza do *Sattva*. Tudo é prazeroso para o homem Sattvika, e quando isso surge, fica sabendo que estás a progredir no Yoga. Toda a dor é causada por *Tamas*, então deves livrar-te disso; a soturnidade é um dos resultados de *Tamas*. Os fortes, os firmes, os jovens, os saudáveis, os ousados são aptos para serem Yogis. Para o Yogi tudo é felicidade, qualquer rosto humano que ele vê traz-lhe alegria. Esse é o sinal de um homem virtuoso. A miséria é causada pelo pecado, e não por outra causa. Que assunto tens com as faces nubladas? Isto é terrível. Se tens um rosto nublado não saias, cala-te no teu quarto. Que direito tens de levar essa doença ao mundo? Quando a tua mente se tornar controlada terás controlo sobre todo o corpo; em vez de seres escravo da máquina, a máquina será tua escrava. Em vez de arrastar a tua alma para baixo, essa máquina será o teu maior ajudante.

42. A partir do contentamento vem a felicidade superlativa.

43. O resultado da mortificação é trazer poderes aos órgãos e ao corpo, destruindo a impureza.

Os resultados da mortificação são vistos imediatamente, às vezes, por aumentados poderes de visão, e assim por diante, ouvindo coisas à distância, etc.

44. Pela repetição do mantra vem a realização da divindade pretendida.

Quanto mais altos os seres que tu desejas obter mais difícil é a prática.

45. Ao sacrificar tudo para Isvara vem o Samadhi.

Por resignação ao Senhor, o *Samadhi* torna-se perfeito.

46. A postura é aquela que é firme e agradável.

Agora vem *Asana*, postura. Até que tu consigas um assento firme não poderás praticar a respiração e outros exercícios. O assento sendo firme significa que tu não sentes o corpo; então sozinho tornas-te firme. Mas, no modo comum, descobrirás que logo que te sentares por alguns minutos todos os tipos de perturbações entram no corpo; no entanto quando ultrapassares a ideia de um corpo concreto perderás todo o sentido do corpo. Não sentirás prazer nem dor. E quando retomares o teu corpo este se sentirá descansado; é o único descanso perfeito que podes dar ao corpo. Quando tiveres conseguido conquistar o corpo e mantê-lo firme, a tua prática permanecerá firme, mas enquanto estiveres perturbado pelo corpo, os teus nervos ficarão perturbados e não poderás concentrar a mente. Podemos fazer o assento firme pensando no infinito. Não podemos pensar no Infinito Absoluto, porém podemos pensar no céu infinito.

47. Por um pequeno esforço e meditando sobre o ilimitado (a postura torna-se firme e agradável).

Luz e trevas, prazer e dor, não te incomodarão.

48. Assento sendo conquistado, as dualidades não obstruem.

As dualidades são boas e más, calor e frio, e todos os pares de opostos.

49. Controlar o movimento da expiração e da inalação sucede depois disto.

Quando a postura for conquistada, então este movimento deve ser interrompido e controlado, e assim chegamos ao *Pranayama*; o controlo das forças vitais do corpo. O *Prana* não é a respiração, embora geralmente seja assim traduzido. É a soma total da energia cósmica. É a energia que está em cada corpo, e a sua manifestação mais aparente é o movimento dos pulmões. Este movimento é causado pelo *Prana* atraindo a respiração, e é o que procuramos controlar no *Pranayama*. Começamos controlando o fôlego, como a maneira mais fácil de obter o controlo do *Prana*.

50. As suas modificações são externas ou internas, ou imóveis, reguladas por lugar, tempo, e número, longas ou curtas.

Os três tipos de movimento deste *Pranayama* são, um pelo qual inspiramos, outro pelo qual expiramos, e o terceiro é quando o ar é mantido nos pulmões, ou impedido de entrar nos pulmões. Estes, novamente, são variados por lugar e tempo. Por lugar entende-se que o *Prana* é mantido numa parte específica do corpo. Por tempo entende-se que o *Prana* deve ser confinado a um determinado lugar, e assim nos é dito quantos segundos para manter em movimento, e quantos segundos para manter imóvel. O resultado deste *Pranayama* é *Udghata*, despertar a *Kundalini.*

51.   O quarto é restringir o Prana direccionando-o para os objectos externos ou internos.

Este é o quarto tipo de *Pranayama*. O *Prana* pode ser direccionado para dentro ou para fora.

52.   A partir disso, a cobertura para a luz do Chitta é atenuada.

O *Chitta* tem, por sua própria natureza, todo o conhecimento. É feito de partículas de *Sattva*, porém é coberto por partículas de *Rajas* e *Tamas*, e por *Pranayama* esta cobertura é removida.

53.   A mente torna-se apta para Dharana.

Depois desta cobertura ser removida nós somos capazes de concentrar a mente.

54.   O óbice dos órgãos é através do abandono deles dos seus próprios objectos e tomar a forma do material mental.

Estes órgãos são estados separados do material mental. Eu vejo um livro; a forma não está no livro, está na mente. Algo está fora que apela isso a formar-se. A forma real está no *Chitta*. Estes órgãos estão identificando-se com, e assumindo as formas do que quer que lhes venha. Se tu puderes impedir que o material mental adopte estas formas a mente permanecerá calma. Isto é chamado *Pratyahara*. Daí surge o supremo controlo dos órgãos.

Quando o Yogi consegue impedir que os órgãos tomem as

formas de objectos externos, e os faz permanecerem numa só unidade com o material mental, então vem o controlo perfeito dos órgãos, e quando estes estão perfeitamente sob controlo, todos os músculos e nervos estarão sob controlo porque os órgãos são o centro de todas as sensações e de todas as acções. Estes órgãos estão divididos em órgãos de trabalho e órgãos de sensação. Quando os órgãos são controlados o Yogi pode controlar todo o sentimento e esforço; todo o corpo estará sob o seu controlo. Só então começa a sentir alegria em nascer; então alguém pode verdadeiramente dizer, "Bem-aventurado sou eu que nasci." Quando este controlo dos órgãos é obtido, nós sentimos como este corpo é realmente maravilhoso.

III

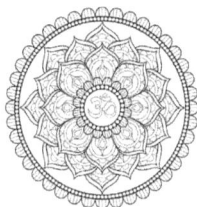

O Capítulo de Poderes

Chegamos agora ao capítulo que é chamado de Capítulo de Poderes.

1. Dharana é a manter a mente num objecto em particular.

Dharana (concentração) é quando a mente se agarra a algum objecto, seja no corpo ou fora do corpo, e se mantém nesse estado.

2. Um fluxo ininterrupto de conhecimento para esse objecto é Dhyana.

A mente tenta pensar num objecto, manter-se num ponto particular, como o topo da cabeça, o coração, etc., e se a mente consegue receber as sensações somente através daquela parte do corpo, e de mais nenhuma outra parte, será *Dharana*, e quando a mente consegue manter-se nesse estado por algum tempo é denominado *Dhyana* (meditação).

3. Quando aquilo, desistindo de todas as formas, reflecte apenas o significado, é Samadhi.

Isto é, quando na meditação todas as formas são abandonadas. Supõe que eu estava a meditar num livro, e que gradualmente consegui concentrar a mente nele, e percebendo apenas as sensações internas, o significado, não expresso em qualquer forma, este estado de *Dhyana* é chamado *Samadhi*.

4. (Estes) três (quando praticados) em relação a um objecto é

Samyama.

Quando um homem pode direccionar a sua mente para qualquer objecto em particular e fixá-la lá, e então mantê-la lá por um longo tempo, separando o objecto da parte interna, isto é *Samyama*; ou *Dharana*, *Dhyana*, e *Samadhi*, um seguindo o outro, e fazendo um. A forma da coisa desapareceu, e apenas o seu significado permanece na mente.

5. *Pela conquista disso vem a luz do conhecimento.*

Quando alguém consegue fazer este *Samyama*, todos os poderes ficam sob o seu controlo. Este é o grande instrumento do Yogi. Os objectos do conhecimento são infinitos, e eles são divididos em densos, muito densos, mais densos e finos, muito finos, mais finos, e assim por diante. Este *Samyama* deve ser aplicado primeiramente a coisas grosseiras, quando tu começas a obter conhecimento do grosseiro, devagar, por etapas, ele deve ser trazido para coisas mais finas.

6. *Isso deve ser aplicado em etapas.*

Esta é uma nota de aviso para não se tentar ir muito rápido.

7. *Estes três são mais próximos do que aqueles que precedem.*

Antes destes tivemos o *Pranayama*, o *Asana*, o *Yama* e *Niyama*; estes são partes externas destes três—*Dharana*, *Dhyana* e *Samadhi*. No entanto estes últimos são externos ao *Samadhi* sem sementes. Quando um homem os alcança, ele pode obter omnisciência e omnipresença, contudo isso não seria salvação. Estes três não tornariam a mente *Nirvikalpa*, imutável, mas deixariam as sementes para a aquisição de corpos novamente; somente quando as sementes são, como diz o Yogi, "fritas", perdem a possibilidade de produzir outras plantas. Estes poderes não podem fritar a semente.

8. *Mas mesmo eles são externos ao sem sementes (Samadhi).*

Comparado com aquele *Samadhi* sem sementes, portanto, mesmo estes são externos. Nós ainda não alcançamos o verdadeiro *Samadhi*, o mais alto, mas um estágio mais baixo, no qual este universo ainda existe como o vemos, e no qual estão todos estes poderes.

9.   Pela supressão das perturbadas modificações da mente, e pelo aumento das modificações de controlo, diz-se que a mente alcança as modificações controladoras—seguindo os poderes controladores da mente.

Isto é, neste primeiro estado de *Samadhi*, as modificações da mente foram controladas, mas não perfeitamente, porque se fossem, não haveria modificações. Se há uma modificação que impele a mente a sair pelos sentidos, e o Yogi tenta controlá-la, esse próprio controlo será uma modificação. Uma onda será verificada por outra onda, então não será *Samadhi* real, quando todas as ondas tiverem diminuído, já que o controlo em si será uma onda. No entanto este *Samadhi* inferior está muito mais próximo do *Samadhi* superior do que quando a mente está a borbulhar.

10.   O seu fluxo torna-se estável pelo hábito.

O fluxo deste controlo contínuo da mente torna-se constante quando se pratica dia após dia e a mente adquire a faculdade de concentração constante.

11. Considerando todos os tipos de objectos e concentrando-se num objecto, estes dois poderes sendo destruídos e manifestados respectivamente, o Chitta recebe a modificação chamada Samadhi.

A mente está a considerar vários objectos, correndo em todos os tipos de coisas e em seguida há um estado mais elevado da mente, quando pega num objecto e exclui todos os outros. *Samadhi* é o resultado disso.

12.   O foco do Chitta é quando agarra em unidade, o passado e o presente.

Como podemos saber que a mente se concentrou? Porque o tempo vai desaparecer. Quanto mais tempo desaparece mais concentrados estamos. Na vida comum vemos isso quando estamos interessados num livro nós não reparamos no tempo, e quando deixamos o livro ficamos surpresos ao descobrir quantas horas se passaram. Todo o tempo terá a tendência de vir e ficar no presente. Então a definição é dada, quanto mais o passado e o presente vêm e permanecem em unidade mais concentrada é a mente.

13. Por isto é explicado as triplas transformações de forma, tempo e estado, em matéria fina ou grosseira, e nos órgãos.

Com isto as triplas mudanças no material mental quanto à forma, tempo e estado são explicadas. O material da mente está a transformar-se em *Vrittis*, isto é mudança quanto à forma. Ser capaz de manter as alterações no momento actual é uma mudança no tempo. Ser capaz de fazer com que o material mental vá para as formas passadas, abandonando até o presente, é a mudança quanto ao estado. As concentrações ensinadas nos aforismos precedentes foram para dar ao Yogi um controlo voluntário sobre as transformações da sua mente, o que, por si só, permitiria que ele fizesse o *Samyama* antes de ser nomeado.

14. Aquilo que é influenciado pelas transformações, seja passado, presente ou ainda por ser manifestado, é o qualificado.

Ou seja, o qualificado é a substância que está a ser agida pelo tempo e pelos *Samskaras*, e a ser mudada e manifestada o tempo todo.

15. A sucessão de mudanças é a causa da evolução múltipla.

16. Ao fazer Samyama nos três tipos de mudanças vem o conhecimento do passado e do futuro.

Não devemos perder de vista a primeira definição de *Samyama*. Quando a mente alcança esse estado, quando se identifica com a impressão interna do objecto deixando a externa, e quando, pela prática prolongada, isso é retido pela mente, e esta pode entrar nesse estado num momento, isso é *Samyama*. Se um homem nesse estado quer saber o passado e o futuro ele tem que fazer um *Samyama* sobre as mudanças nos *Samskaras*. Alguns estão a trabalhar agora, alguns trabalharam e alguns estão à espera para trabalhar; assim ao fazer um

Samyama nestes ele conhece o passado e o futuro.

17. Ao fazer Samyama na palavra, significado e conhecimento, que são geralmente confundidos, vem o conhecimento de todos os sons de animais.

A palavra representa a causa externa, o significado representa a vibração interna que viaja para o cérebro através dos canais dos *Indriyas*, transmitindo a impressão externa à mente, e o conhecimento representa a reacção da mente, com a qual vem a percepção. Estes três misturados fazem os nossos objectos dos sentidos. Supõe que eu ouço uma palavra; há primeiro a vibração externa, depois a sensação interna levada à mente pelo órgão da audição, então a mente reage e eu conheço a palavra. A palavra que conheço é uma mistura dos três, vibração, sensação e reacção. Normalmente estes três são inseparáveis; contudo pela prática o Yogi pode separá-los. Quando um homem chegou a isso, se ele faz um *Samyama* em qualquer som, ele entende o significado que esse som pretendia expressar, seja ele feito pelo homem ou por qualquer outro animal.

18. Percebendo as impressões, conhecimento da vida passada.

Cada experiência que temos vem na forma de uma onda no *Chitta*, e esta desaparece e torna-se mais fina e refinada mas nunca se perde. Ela permanece lá na forma diminuta, e se pudermos trazer esta onda de novo, ela torna-se memória. Assim, se o Yogi puder fazer um *Samyama* nestas impressões passadas na mente, ele começará a lembrar-se de todas as suas vidas passadas.

19. Ao fazer Samyama nos sinais de outra pessoa, de modo igual os conhecimentos dessa mente vêm.

Supõe que cada homem tem sinais particulares no seu corpo, o que o diferencia dos demais; quando o Yogi faz um *Samyama* sobre esses sinais peculiares a uma certa pessoa ele conhece a natureza da mente dessa pessoa.

20. Mas não o seu conteúdo, que não sendo o objecto do Samyama.

Ele não conheceria o conteúdo da mente fazendo um *Samyama* no corpo. Seria necessário um *Samyama* duplo, primeiro nos sinais do corpo e depois na própria mente. O Yogi então saberia tudo o que está nessa mente, passado, presente, e futuro.

21. Fazendo Samyama na forma do corpo, o poder de perceber formas sendo obstruído, o poder de manifestação no olhar sendo separado, o corpo do Yogi torna-se invisível.

Um Yogi em pé no meio desta sala pode aparentemente desaparecer. Ele realmente não desaparece, no entanto ele não será visto por ninguém. A forma e o corpo estão, por assim dizer, separados. Tu deves lembrar-te que isto só pode ser feito quando o Yogi tiver atingido esse poder de concentração, quando a forma e a coisa formada tiverem sido separadas. Então ele faz um *Samyama* sobre isso, e o poder de perceber formas é obstruído, porque o poder de perceber as formas vem da junção da forma e da coisa formada.

22. Por isso o desaparecimento ou ocultação das palavras que estão a ser faladas também é explicado.

23. O karma é de dois tipos, precoce para ser frutificado, e tardio para ser frutificado. Ao fazer Samyama, ou pelos sinais chamados Aristha, os Yogis sabem o momento exacto da separação dos seus corpos.

Quando o Yogi faz um *Samyama* em seu próprio *Karma*, sobre aquelas impressões que agora estão a funcionar na sua mente, e aquelas que estão apenas à espera para trabalhar, ele sabe exactamente, por aquelas que estão à espera, quando cairá o seu corpo. Ele sabe quando vai morrer, a que horas, mesmo a que minuto. Os Hindus pensam muito sobre esse conhecimento ou consciência da proximidade da morte, porque é ensinado no Gita que os pensamentos no momento da partida são grandes poderes para determinar a próxima vida.

24. Fazendo Samyama em amizade, etc., variada força vem.

25. Ao fazer Samyama sobre a força do elefante, etc, essa força vem para o Yogi

Quando um Yogi alcança este *Samyama* e quer força, ele faz um *Samyama* com a força do elefante e recebe-a. A energia infinita está à disposição de qualquer um, se ele souber como obtê-la. O Yogi descobriu a ciência de consegui-lo.

26. Fazendo Samyama naquela luz refulgente vem o conhecimento do fino, do obstruído, e do remoto.

Quando o Yogi faz *Samyama* naquela luz refulgente no coração ele vê coisas que são muito remotas, coisas, por exemplo, que estão a acontecer num lugar distante, que estão obstruídas por barreiras montanhosas e também coisas que são muito finas.

27. Fazendo Samyama no sol, (vem) o conhecimento do mundo.

28. Na lua, (vem) o conhecimento do aglomerado de estrelas.

29. Na estrela polar, (vem) o conhecimento dos movimentos das estrelas.

30. No círculo do umbigo, (vem) o conhecimento da constituição do corpo.

31. Na cavidade da garganta, (vem) cessação da fome. Quando um homem está com muita fome, se ele puder fazer Samyama na cavidade da garganta a fome cessa.

32. No nervo chamado Kurma, (vem) firmeza do corpo. Quando ele está a praticar, o corpo não é perturbado.

33. Na luz que emana do topo da cabeça, visão dos Siddhas.

Os *Siddha*s são seres que estão um pouco acima dos espíritos. Quando o Yogi concentra a sua mente no topo da sua cabeça, ele verá estes *Siddhas*. A palavra *Siddha* não se refere àqueles homens que se tornaram livres—um sentido no qual é frequentemente usado.

34. Ou pelo poder de Pratibha, todo o conhecimento.

Todos estes podem vir sem *Samyama* para o homem que tem o poder de *Pratibha* (iluminação da pureza). Isto é quando um homem subiu para um estado elevado de *Pratibha*; então ele tem essa grande luz. Todas as coisas são aparentes para ele. Tudo vem a ele naturalmente, sem fazer *Samyama* seja no que for.

35. No coração, conhecimento de mentes.

36. O prazer vem da não discriminação da alma muito distante e Sattva. As suas acções são para outrem; Samyama nisto dá conhecimento do Purusha.

Este poder de não-apego adquirido através da pureza dá ao Yogi a iluminação chamada *Pratibha.*

37. Daí surge o conhecimento de ouvir, tocar, ver, saborear, e cheirar, pertencente ao Pratibha.

38. Estes são obstáculos para o Samadhi; porém eles são poderes no estado mundano.

Se o Yogi conhece todos estes prazeres do mundo isto acontece pela junção do *Purusha* e da mente. Se ele quer fazer *Samyama* nisto, que são duas coisas diferentes, natureza e alma, ele obtém conhecimento do *Purusha*. Daí surge a discriminação. Quando ele tem essa discriminação ele recebe o *Pratibha*, a luz do génio supremo. Estes poderes, todavia, são obstáculos para a realização do objectivo mais elevado, o conhecimento do Ser puro, e liberdade; estes são, por assim dizer, encontrados no caminho, e se o Yogi os rejeitar, ele alcança o mais alto. Se ele é tentado a adquiri-los, o seu progresso é travado.

39. Quando a causa da escravidão se solta, o Yogi, pelo seu conhecimento da manifestação através dos órgãos, entra no corpo de outra pessoa.

O Yogi pode entrar num corpo morto, e fazê-lo levantar-se e mover-se, mesmo enquanto ele próprio estiver a funcionar num outro corpo. Ou pode entrar num corpo vivo, e manter a mente e os órgãos dessa pessoa sob controlo, e durante um tempo agir através do corpo dela. Isso é feito pelo Yogi chegando a esta discriminação de *Purusha* e natureza. Se ele quer entrar no corpo de outro faz um *Samyama* naquele corpo e entra nele, porque, não só a sua Alma é omnipresente mas também a sua mente, de acordo com o Yogi. É um pouco da mente universal. Assim sendo, entretanto, só pode funcionar através das correntes nervosas neste corpo, contudo quando o Yogi se soltar destas correntes nervosas ele será capaz de trabalhar através de outras coisas.

40. Ao conquistar a corrente chamada Udana, o Yogi não afunda na água, nem nos pântanos, e ele pode andar sobre os espinhos.

Udana é o nome da corrente nervosa que governa os pulmões, e todas as partes superiores do corpo, e quando ele a domina torna-se leve em peso. Ele não pode afundar na água; ele pode andar sobre espinhos e lâminas de espada, e ficar no fogo, e assim por diante.

41. Pela conquista da corrente Samana ele é cercado de esplendor. Sempre que ele deseje, luz irrompe do seu corpo.

42. Ao fazer Samyama na relação entre o ouvido e o Akasha vem a audição divina.

Existe o *Akasha*, o éter, e o instrumento, o ouvido. Ao fazer *Samyama* neles, o Yogi adquire audição divina; ele ouve tudo. Qualquer coisa falada ou soada a quilómetros de distância ele pode ouvir.

43. Ao fazer Samyama na relação entre o Akasha e o corpo o Yogi torna-se tão leve como o algodão bruto indo pelos céus.

Este *Akasha* é o material deste corpo; é apenas *Akasha* em determinada forma que se tornou o corpo. Se o Yogi faz *Samyama* neste material *Akasha* do seu corpo, ele adquire a leveza de *Akasha* e pode ir a qualquer lugar pelo ar.

44. Ao fazer Samyama nas modificações reais da mente, que estão do lado de fora, chamadas de grande desincorporação, vem o desaparecimento da cobertura para luz.

A mente, em sua tolice, pensa que está a trabalhar neste corpo. Por que deveria eu estar preso a um sistema de nervos, e colocar o Ego somente num corpo, se a mente é omnipresente? Não há razão para isso. O Yogi quer sentir o Ego de onde ele quiser. Quando ele consegue que toda a cobertura para luz vá embora, toda a escuridão e ignorância desaparecem. Tudo lhe parece estar cheio de conhecimento.

45. *Ao fazer Samyama nos elementos, começando com o bruto e terminando com o superfino, vem a maestria dos elementos.*

O Yogi faz *Samyama* nos elementos, primeiro no grosseiro e depois nos estados mais subtis. Este *Samyama* é mais aceite por uma facção dos Budistas. Eles pegam num pedaço de barro e fazem *Samyama*, e gradualmente começam a ver que os seus materiais finos são compostos, e quando eles conhecem todos os materiais finos no barro obtêm poder sobre esse elemento. Deste modo com todos os elementos, o Yogi pode conquistá-los a todos.

46. *Daí vem a minuciosidade, e o restante dos poderes, "glorificação do corpo", e indestrutibilidade das qualidades corporais.*

Isto significa que o Yogi alcançou os oito poderes. Ele pode tornar-se tão leve quanto uma partícula, pode tornar-se enorme, tão pesado quanto a terra, ou tão leve quanto o ar; ele governará tudo o que quiser, conquistará tudo o que quiser, um leão sentar-se-á a seus pés como um cordeiro, e todos os seus desejos serão realizados na vontade.

47. *As glorificações do corpo são beleza, compleição, força, dureza adamantina.*

O corpo torna-se indestrutível; o fogo não pode prejudicá-lo. Nada pode prejudicá-lo. Nada pode destruí-lo até que o Yogi deseje. "Quebrando o cajado do tempo ele vive neste universo com o seu corpo." Nos Vedas está escrito que para aquele homem não há mais doença, morte ou dor.

48. *Ao fazer Samyama na objectividade, conhecimento e egoísmo dos órgãos, por gradação vem a conquista dos órgãos.*

Na percepção de objectos externos os órgãos deixam o seu

lugar na mente e vão em direcção ao objecto; isso é seguido por conhecimento e egoísmo. Quando o Yogi faz *Samyama* sobre estes por gradação ele conquista os órgãos. Pega em qualquer coisa que vejas ou sintas, um livro, por exemplo, e concentra primeiro a mente na coisa em si. Em seguida no conhecimento que está na forma de um livro, e depois no Ego que vê o livro. Por essa prática todos os órgãos serão conquistados.

49. Daí vem a mente glorificada, o poder dos órgãos independentemente do corpo, e conquista da natureza.

Tal como pela conquista dos elementos vem o corpo glorificado, assim da conquista da mente virá a mente glorificada.

50. Ao fazer Samyama no Sattva, para aquele que tem discriminado entre o intelecto e o Purusha vem omnipresença e omnisciência.

Quando conquistamos a natureza e percebemos a diferença entre o *Purusha* e a natureza, que o *Purusha* é indestrutível, puro e perfeito, quando o Yogi percebe isto, então vem omnipotência e omnisciência.

51. Abandonando até mesmo estes vem a destruição da própria semente do mal; ele alcança Kaivalya.

Ele alcança solidão, independência. Então esse homem é livre. Quando ele desiste até mesmo das ideias de omnipotência e omnisciência, haverá completa rejeição do gozo, das tentações dos seres celestes. Quando o Yogi viu todos esses poderes maravilhosos, e os rejeitou, ele alcança o objectivo. Quais são todos esses poderes? Simplesmente manifestações. Eles não são melhores que sonhos. Até a omnipotência é um sonho. Depende da mente. Enquanto houver uma mente isto pode ser entendido, no entanto a meta está além da mente.

52. O Yogi não deve sentir-se atraído ou lisonjeado pelas propostas de seres celestes, por medo do mal novamente.

Existem outros perigos também; deuses e outros seres vêm

tentar o Yogi. Eles não querem que ninguém seja perfeitamente livre. Eles são ciumentos, assim como nós somos, e pior do que nós às vezes. Eles têm muito medo de perder os seus lugares. Aqueles Yogis que não alcançam a perfeição morrem e tornam-se deuses; deixando a estrada directa, eles entram numa das ruas laterais e obtêm esses poderes. Então novamente eles têm de nascer; todavia aquele que é forte o suficiente para resistir a estas tentações, e que vai directo para a meta, torna-se livre.

53. Ao fazer Samyama, numa partícula de tempo e nos seus múltiplos, vem a discriminação.

Como devemos evitar todas estas coisas, estes Devas, e céus, e poderes? Por discriminação, por conhecer o bom e o mau. Portanto, um *Samyama* é dado para que o poder da discriminação possa ser fortalecido. Isto é feito através de *Samyama* numa partícula de tempo.

54. Aqueles que não podem ser diferenciados por espécie, sinal e lugar, até mesmo eles serão discriminados pelo Samyama anterior.

A miséria que sofremos vem da ignorância, da não discriminação entre o real e o irreal. Todos nós levamos o mau pelo bom, o sonho pela realidade. A alma é a única realidade, e nós a esquecemos. O corpo é um sonho irreal, e nós pensamos que somos todos corpos. Esta não discriminação é a causa da miséria, e é causada pela ignorância. Quando a discriminação vem ela traz força, e só então podemos evitar todas estas várias ideias de corpo, céus, e deuses e Devas. Esta ignorância surge através da diferenciação por espécie, sinal ou lugar. Por exemplo, considera uma vaca. A vaca é diferenciada do cão, como espécie. Mesmo com as vacas apenas, como fazemos a distinção entre uma vaca e outra? Por sinais. Se dois objectos são exactamente semelhantes eles podem ser distinguidos se estiverem em lugares diferentes. Quando os objectos estão tão misturados que nem mesmo estas diferenças nos ajudarão, o poder de discriminação adquirido pela prática mencionada dar-nos-á a capacidade de distingui-los. A mais alta filosofia do Yogi baseia-se neste facto, que o *Purusha* é puro e perfeito, e é o único "não-composto" que existe neste universo. O corpo e a mente são compostos, e no entanto estamos sempre a identificar-nos com eles. Esse é o grande erro, a distinção foi perdida. Quando este poder de discriminação é alcançado, o homem vê que tudo neste mundo, mental e físico, é composto, e, como tal, não pode ser o *Purusha*.

55. O conhecimento salvador é aquele conhecimento de discriminação que cobre todos os objectos, todos os meios.

Salvador, porque o conhecimento leva o Yogi através do oceano de nascimento e morte. O todo de *Prakriti*, em todos os seus estados, subtil e denso, está ao alcance deste conhecimento. Não há sucessão na perfeição por este conhecimento: isto absorve todas as coisas simultaneamente, num piscar de olhos.

56. Pela similaridade de pureza entre o Sattva e o Purusha vem Kaivalya.

Quando a alma percebe que de nada depende no universo, dos deuses ao átomo mais baixo, isso é denominado *Kaivalya* (isolamento) e perfeição. É alcançado quando esta mistura de pureza e impureza denominada mente foi feita tão pura quanto o próprio *Purusha*; então o *Sattva*, a mente, reflecte somente a não qualificada essência de pureza, a qual é o *Purusha*.

IV

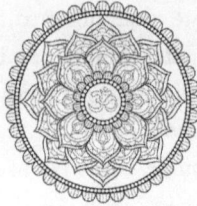

Independência

1. Os Siddhis (poderes) são alcançados por nascimento, meios químicos, poder das palavras, mortificação ou concentração.

Por vezes um homem nasce com os *Siddhis*, poderes, certamente do exercício de poderes que ele teve no seu nascimento anterior. Neste nascimento ele nasceu, por assim dizer, para desfrutar dos frutos deles. É dito de Kapila, o grande pai da Filosofia *Sankhya*, que ele nasceu *Siddha,* que significa, literalmente, um homem que alcançou o sucesso.

Os Yogis afirmam que estes poderes podem ser obtidos por meios químicos. Todos sabem que a Química começou originalmente como Alquimia; os homens foram em busca da pedra filosofal, e dos elixires da vida, e por aí afora. Na Índia havia uma seita chamada os *Rasayanas*. A ideia deles era que idealidade, conhecimento, espiritualidade e religião eram todos muito certos, mas que o corpo era o único instrumento para os alcançar a todos. Se o corpo quebrasse agora, então demoraria muito mais tempo para atingir o objectivo. Por exemplo, um homem quer praticar Yoga, ou quer tornar-se espiritual. Antes de ter avançado muito longe ele morre. Então ele escolhe outro corpo e começa de novo, depois morre, e assim sucessivamente, e por muito tempo será perdido em morrer e nascer de novo. Se o corpo pudesse tornar-se forte e perfeito, de modo a livrar-se do nascimento e da morte, deveríamos ter muito mais tempo para nos tornarmos espirituais. Então estes *Rasayanas* dizem, primeiro tornar o corpo muito forte, e afirmam que este corpo pode ser feito imortal. A ideia é a de que se a mente está a fabricar o corpo, e se é verdade que cada mente é apenas um canal específico para essa energia infinita, e que não há limite para cada canal particular obter qualquer quantidade de energia de fora, por que é impossível que possamos manter os nossos corpos sempre? Teremos que fabricar todos os corpos que jamais possuiremos. Logo que este corpo morrer teremos que fabricar outro. Se podemos fazer isso por que não podemos fazê-lo aqui e agora, sem sair? A teoria está perfeitamente correcta. Se é possível que vivamos depois da morte, e façamos outros corpos, por que é impossível que tenhamos o poder de fazer corpos aqui, sem dissolver completamente este corpo, simplesmente mudando-o continuadamente? Eles também pensaram que no mercúrio e no enxofre estava oculto o poder mais maravilhoso, e que por certas preparações destes um homem poderia manter o corpo pelo tempo que quisesse. Outros acreditavam que certas drogas poderiam trazer poderes, como voar, etc. Muitos dos medicamentos mais maravilhosos dos dias actuais devemos aos *Rasayanas*, notavelmente o uso de metais em medicina. Certas facções de Yogis afirmam que muitos dos seus principais professores ainda vivem nos seus antigos corpos. Patanjali, a grande autoridade em Yoga, não nega isto.

O poder das palavras. Há certas palavras sagradas chamadas mantras que têm poder, quando repetidas sob condições adequadas, para produzir estas forças extraordinárias. Vivemos no meio de uma massa de milagres, dia e noite, sobre os quais não pensamos. Não há limite para o poder do homem, o poder das palavras e o poder da mente.

Mortificação. Tu descobrirás que em toda a religião foram praticados ascetismos e mortificações. Nestas concepções religiosas os Hindus sempre vão aos extremos. Tu vais encontrar homens de pé com as mãos para cima durante todas as suas vidas, até as suas mãos murcharem e morrerem. Os homens dormem em pé, dia e noite, até os pés incharem, e, se vivem, as pernas ficam tão rígidas nessa posição que não conseguem mais dobrá-las, contudo têm que ficar de pé por toda a vida. Certa vez vi um homem que havia levantado as mãos dessa maneira e perguntei-lhe como se sentiu quando ele fez isso a primeira vez. Ele disse que era uma tortura terrível. Era tamanha tortura que ele teve de ir a um rio e colocar-se na água, e isso aliviou um pouco a dor. Depois de um mês ele não sofria muito. Através dessas práticas os poderes (Siddhis) podem ser alcançados.

Concentração. A concentração é *Samadhi*, e isso é Yoga propriamente dito; esse é o tema principal desta ciência, e é o meio mais elevado. Os precedentes são apenas secundários, e não podemos alcançar o mais alto através deles. *Samadhi* é o meio pelo qual podemos ganhar qualquer coisa e tudo, mental, moral ou espiritual.

2. A mudança para outra espécie é pelo preenchimento da natureza.

Patanjali avançou a proposição de que estes poderes vêm primeiro, às vezes por meios químicos, ou podem ser obtidos por mortificação e ele admitiu que este corpo pode ser mantido por qualquer período de tempo. Assim sendo ele prossegue declarando qual é a causa da mudança do corpo para outra espécie, que diz ser o preenchimento da natureza. No próximo aforismo ele explicará isto.

3. Boas acções, etc., não são as causas directas na transformação da natureza, no entanto elas actuam como quebradores de obstáculos para as evoluções da natureza, como o agricultor quebra os obstáculos para o curso da água, a qual então desce por sua própria natureza.

Quando um agricultor está a irrigar o seu campo a água já está nos canais, só há comportas que mantêm a água. Ele abre estas comportas e a água flui por si mesma, pela lei da gravitação. Assim, todo o progresso e poder humanos já estão em tudo; esta perfeição é a natureza de todo homem, apenas é impedida de seguir o seu curso correcto. Se alguém puder tirar a barreira a natureza avança. Então o homem alcança os poderes que já são seus. Aqueles a quem chamamos perversos tornam-se santos, logo que a barreira é quebrada e a natureza se precipita. É a natureza que está a conduzir-nos à perfeição, e eventualmente ela levar-nos-á a todos para lá. Todas estas práticas e lutas para se tornar religioso são apenas trabalho de rejeição para tirar as barreiras, e abrir as portas para essa perfeição que é o nosso direito de nascença, a nossa natureza.

Actualmente as teorias da evolução dos Yogis são mais bem compreendidas à luz da pesquisa moderna. E a teoria dos Yogis ainda é uma explicação melhor. As duas causas de evolução avançadas pelos modernos, nomeadamente, a selecção sexual e a sobrevivência do mais forte, são inadequadas. Suponhamos que o conhecimento humano tenha avançado tanto que eliminou a competição, tanto da função de adquirir sustento físico quanto de adquirir um parceiro. Então, de acordo com os modernos, o progresso humano irá parar e a raça morrerá. E o resultado desta teoria é fornecer a cada opressor um argumento para acalmar as tonturas de consciência, e não faltam homens que, posando como filósofos, querem eliminar todas as pessoas perversas e incompetentes (eles são, é claro, apenas juízes de competência), e assim preservar a raça humana! Mas o grande evolucionista antigo, Patanjali, declara que o verdadeiro segredo da evolução é a manifestação da perfeição que já está em cada ser; que esta perfeição foi impedida, e a maré infinita por detrás dela está a lutar para se expressar. Estas lutas e competições são apenas os resultados da nossa ignorância, porque não sabemos o caminho apropriado para abrir a comporta e deixar a água entrar. Esta maré infinita por detrás deve expressar-se e é a causa de toda a manifestação, não a competição pela vida ou a gratificação sexual, as quais são apenas efeitos momentâneos, desnecessários, estranhos, causados pela ignorância. Mesmo quando toda a competição cessar, esta natureza perfeita nos fará avançar até que cada um se torne perfeito. Portanto, não há razão para acreditar que a competição seja necessária para progredir. No animal o homem foi suprimido, porém, assim que a porta foi aberta, o homem arrojou-se rapidamente. Desta forma, no homem há o potencial divino mantido pelas fechaduras e barras da ignorância. Quando o conhecimento quebra estas barras a divindade torna-se manifesta.

4. Do egoísmo apenas procede as mentes criadas.

A teoria do *Karma* é que sofremos pelos nossos bons ou maus actos, e todo o escopo da filosofia é abordar a glória do homem. Todas as Escrituras cantam a glória do homem, da alma, e então, com o mesmo alento, pregam este *Karma*. Uma boa acção traz tal resultado e uma má acção outro resultado, contudo, se a alma pode ser posta em prática por uma acção boa ou má, isto equivale a nada. Más acções colocam uma barra na manifestação da nossa natureza, do *Purusha*, e boas acções tiram os obstáculos, e a sua glória torna-se manifesta. Mas o próprio *Purusha* nunca é alterado. Tudo o que fazes nunca destrói a tua própria glória, a tua própria natureza, porque a alma não pode ser influenciada por nada, apenas um véu é espalhado diante dela, escondendo a sua perfeição.

5. Embora as actividades das diferentes mentes criadas sejam diversas, a mente original é o controlador de todas elas.

Estas mentes diferentes, que agirão nestes diferentes corpos, são chamadas mentes-feitas e os corpos, corpos-feitos; isto é, corpos e mentes fabricados. Matéria e mente são como dois armazéns inesgotáveis. Quando te tornas um Yogi tu aprendes o segredo do controlo deles. Este segredo era teu todo tempo, no entanto tinhas esquecido. Quando te tornas um Yogi tu lembras-te dele. Então tu podes fazer qualquer coisa com ele, manipulá-lo da maneira que quiseres. O material do qual a mente fabricada é criada é o mesmíssimo material que é usado como o macrocosmo. Não é que a mente seja uma coisa e a matéria outra, não obstante são existências diferentes da mesma coisa. *Asmita*, egoísmo, é o material, o fino estado de existência do qual estas mentes-feitas e corpos-feitos do Yogi serão fabricados. Portanto, quando o Yogi encontra o segredo destas energias da natureza ele pode fabricar qualquer número de corpos, ou mentes, mas todos eles serão produzidos fora da substância conhecida como egoísmo.

6. Dentre os vários Chittas aquilo que é atingido através de Samadhi é sem desejo.

Dentre todas as várias mentes que vemos em vários homens, somente a mente que alcançou o *Samadhi*, a concentração perfeita, é a mais alta. Um homem que alcançou certos poderes através de medicamentos, ou através de palavras, ou através de mortificações, ainda tem desejos, mas aquele homem que alcançou o *Samadhi* através da concentração está sozinho livre de todos os desejos.

7. Os trabalhos não são nem pretos nem brancos para os Yogis; para os outros são triplos, negros, brancos, e mistos.

Quando o Yogi tiver atingido esse estado de perfeição, as acções desse homem, e o *Karma* produzido por essas acções, não o vincularão, porque ele não as desejou. Ele apenas continua a trabalhar: ele trabalha para fazer o bem, e ele faz o bem, mas não se importa com o resultado, e isso não virá para ele. Mas para os homens comuns, os quais não atingiram esse estado mais elevado, as obras são de três tipos: negras (más acções), brancas (boas acções), e misturadas.

8. Destes trabalhos triplos são manisfestados em cada estado somente aqueles desejos (os quais são) apropriados apenas para esse estado. (Os outros são mantidos em suspenso por enquanto.)

Supõe que eu tenha feito os três tipos de *Karma*, bom, mau, e misto; e supõe que eu morra e me torne um deus no céu; os desejos num corpo divino não são os mesmos que os desejos num corpo humano. O corpo divino não come nem bebe; o que acontece com os meus *Karma*s não trabalhados do passado, os quais produzem como efeito o desejo de comer e beber? Para onde iriam esses *Karma*s quando eu me tornasse um deus? A resposta é que os desejos só podem manifestar-se em ambientes apropriados. Somente resultarão aqueles desejos para os quais o ambiente está ajustado; o resto permanecerá armazenado. Nesta vida temos muitos desejos piedosos, muitos desejos humanos, muitos desejos animais. Se eu tomar um corpo divino, somente os desejos divinos surgirão, porque para eles os ambientes são adequados. E se eu pegar um corpo animal, somente os desejos animais surgirão, e os desejos divinos irão esperar. O que isso mostra? Que através do meio ambiente podemos verificar estes desejos. Apenas aquele *Karma* que é adequado e adaptado para os ambientes será lançado. Isso prova que o poder do meio ambiente é o grande domínio para controlar até o próprio *Karma*.

9. Há conectividade no desejo, embora separado por espécie, espaço e tempo, havendo identificação de memória e impressões.

As experiências tornando-se finas transformam-se em impressões; as impressões revividas tornam-se memória. A palavra memória inclui aqui a coordenação inconsciente da experiência passada, reduzida a impressões, com a presente acção consciente. Em cada corpo o grupo de impressões adquiridas num corpo similar somente se tornará a causa da acção naquele corpo. As experiências de corpos dissimilares serão mantidas em suspenso. Cada corpo agirá como se fosse um descendente de uma série de corpos daquela espécie apenas; deste modo, a consecutividade de desejos não será quebrada.

10. A avidez pela felicidade sendo eterna os desejos são sem começo.

Toda a experiência é precedida pelo desejo de se tornar feliz. Não houve começo de experiência, pois cada nova experiência é construída sobre a tendência gerada pela experiência passada; portanto, o desejo é sem começo.

11. Sendo mantidos juntos por causa, efeito, apoio, e objectos, na ausência destes está a sua inexistência.

Estes desejos são mantidos juntos por causa e efeito; se um desejo foi levantado ele não morre sem produzir o seu efeito. Então, novamente, o material mental é o grande armazém, o suporte de todos os desejos passados, reduzido à forma de Samskara; enquanto eles mesmos produzirem eles não morrerão. Além disso, enquanto os sentidos receberem os objectos externos, novos desejos surgirão. Se for possível livrar-se deles, só então os desejos desaparecerão.

12. O passado e o futuro existem na sua própria natureza, qualidades tendo diferentes modos.

13. Eles são manifestos ou finos, sendo da natureza dos gunas.

Os Gunas são as três substâncias, *Sattva*, *Rajas*, e *Tamas*, cujo estado bruto é o universo sensível. Passado e futuro surgem dos diferentes modos de manifestação destes Gunas.

14. A unidade nas coisas é da unidade nas mudanças. Embora haja três substâncias cujas mudanças são coordenadas, todos os objectos têm a sua unidade.

15. O objecto sendo o mesmo, percepção e desejo variam de acordo com as várias mentes.

16. As coisas são conhecidas ou desconhecidas para a mente, dependendo da cor que elas dão à mente.

17. Os estados da mente são sempre conhecidos porque o senhor da mente é imutável.

A essência desta teoria é que o universo é tanto mental quanto material. E ambos os mundos mental e material estão num estado contínuo de fluxo. O que é este livro? É uma combinação de moléculas em constante mudança. Uma porção está a sair e outra a chegar; é um redemoinho, mas o que faz a unidade? O que torna isto o próprio livro? As mudanças são rítmicas; em ordem harmoniosa elas estão a enviar impressões para a minha mente, e estes pedaços juntos formam uma imagem contínua, embora estas partes estejam continuadamente mudando. A própria mente está mudando continuadamente. A mente e o corpo são como duas camadas na mesma substância, movendo-se a diferentes velocidades. Relativamente, sendo um mais lento e o outro mais rápido, podemos distinguir entre os dois movimentos. Por exemplo, um comboio está a mover-se, e outra carruagem está a mover-se lentamente ao lado dele. É possível encontrar o movimento de ambos, até certo ponto. Mas ainda é necessário algo mais. O movimento só pode ser percebido quando há algo que não está a mover-se. Mas quando duas ou três coisas estão relativamente em movimento, primeiro percebemos o movimento do mais rápido, e depois o do mais lento. Como está a mente a perceber? Também está em fluxo. Por isso é necessário que uma outra coisa se mova mais lentamente, então tu deves chegar a algo em que o movimento ainda é mais lento, e assim por diante, e não encontrarás um fim. Portanto a lógica obriga-te a parar em algum lugar. Tu deves completar a série sabendo algo que nunca muda. Atrás desta corrente interminável de movimento está o *Purusha*, o imutável, o incolor, o puro. Todas estas impressões são meramente reflectidas sobre isto, como os raios de luz de uma câmara são reflectidos numa folha branca, pintando centenas de quadros, sem de modo algum manchar a folha.

18. A mente não é auto-luminosa, sendo um objecto.

Um enorme poder manifesta-se em toda a parte na natureza, todavia algo nos diz que não é auto-luminoso, não é essencialmente inteligente. O *Purusha* sozinho é auto-luminoso, e dá a sua luz a tudo. É o seu poder que está a percorrer toda a matéria e força.

19. De ser incapaz de conhecer duas coisas ao mesmo tempo.

Se a mente fosse auto-luminosa seria capaz de conhecer tudo ao mesmo tempo, o que não é possível. Se tu prestares atenção profunda a uma coisa perderás outra. Se a mente fosse auto-luminosa não haveria limite para as impressões que ela poderia receber. O *Purusha* pode conhecer tudo num momento; portanto o *Purusha* é auto-luminoso, e a mente não é.

20. Outra mente cognitiva sendo assumida não haverá fim para tais suposições e confusão de memória.

Vamos supor que haja uma outra mente que reconheça a primeira, terá de haver algo que reconheça isso, e assim não haverá fim para ela. Isso resultará em confusão de memória, não haverá armazém de memória.

21. A essência do conhecimento (o Purusha) sendo imutável, quando a mente toma a sua forma, isto torna-se consciente.

Patanjali diz isto para deixar mais claro que o conhecimento não é uma qualidade do *Purusha*. Quando a mente se aproxima do *Purusha*, este é reflectido, por assim dizer, na mente, e a mente, por enquanto, torna-se conhecedora e parece ela própria o *Purusha*.

22. Colorida pelo vidente e pelo visto, a mente é capaz de entender tudo.

De um lado, o mundo externo, o visto, está sendo reflectido, e do outro, o vidente está sendo reflectido; assim vem o poder de todo o conhecimento para a mente.

23. A mente através dos seus inumeráveis desejos age por outrem (o Purusha), sendo combinações.

A mente é um composto de várias coisas, e por isso não pode funcionar por si mesma. Tudo o que é uma combinação neste mundo tem algum motivo para essa combinação, alguma terceira coisa pela qual esta combinação está a acontecer. Assim esta combinação da mente é para o *Purusha*.

24. Pela discriminação a percepção da mente como Atman cessa.

Através da discriminação o Yogi sabe que o *Purusha* não é mente.

25. Então inclinado a discriminar, a mente atinge o estado anterior de Kaivalya (isolamento).

Deste modo a prática do Yoga leva ao poder discriminativo, à clareza da visão. O véu cai dos olhos, e vemos as coisas como elas são. Descobrimos que esta natureza é um composto e está a mostrar o panorama para o *Purusha*, que é a testemunha; que esta natureza não é o Senhor, que o conjunto destas combinações da natureza são simplesmente para mostrar estes fenómenos ao *Purusha*, o rei entronizado interiormente. Quando a discriminação vem pela longa prática o medo cessa, e a mente alcança o isolamento.

26. Os pensamentos que surgem como obstruções a isso são de impressões.

Todas as várias ideias que surgem, fazendo acreditar que precisamos de algo externo para nos fazer felizes, são obstáculos para essa perfeição. O *Purusha* é felicidade e bem-aventurança por sua própria natureza. Mas esse conhecimento é coberto por impressões passadas. Estas impressões precisam de ser resolvidas.

27. A sua destruição é do mesmo modo que a da ignorância, etc., como dito anteriormente.

28. Mesmo quando se chega ao conhecimento, discernimento correcto dos sentidos, para aquele que entrega os frutos, como resultado de discriminação perfeita, vem o Samadhi chamado de nuvem de virtude.

Quando o Yogi tiver atingido esta discriminação todos estes poderes que foram mencionados no último capítulo virão, no entanto o verdadeiro Yogi rejeita-os a todos. Para ele vem um conhecimento peculiar, uma luz particular chamada *Dharma Megha*, a nuvem de virtude. Todos os grandes profetas do mundo que a história tem registado tiveram isto. Eles encontraram toda a base do conhecimento dentro de si mesmos. A verdade para eles tornou-se real. Paz e calma, e perfeita pureza tornaram-se a sua própria natureza, depois de terem desistido de todas estas vaidades de poderes.

29. Daí vem a cessação de dores e trabalhos.

Quando essa nuvem de virtude chega, então não há mais medo de cair, nada pode arrastar o Yogi para baixo. Não haverá mais infortúnios para ele. Sem mais dores.

30. Então o conhecimento, desprovido de cobertura e impurezas, torna-se infinito, o conhecível torna-se pequeno.

O conhecimento em si está lá; a sua cobertura sumiu-se. Um dos textos Budistas resume o significado do Buda (que é o nome de um estado). Define-o como conhecimento infinito, infinito como o céu. Jesus alcançou esse estado e tornou-se o Cristo. Todos alcançarão esse estado, e o conhecimento tornar-se-á infinito, o conhecível tornar-se-á pequeno. Todo este universo, com todo o seu conhecimento, torna-se como nada antes do *Purusha*. O homem comum considera-se muito pequeno, porque para ele o conhecível parece ser infinito.

31. Assim terminam as sucessivas transformações das qualidades, elas atingiram o fim.

Assim todas estas várias transformações das qualidades, que mudam de espécie para espécie, cessam para sempre.

32. As mudanças que existem em relação aos momentos e que são percebidas na outra extremidade (no final de uma série) são sucessões.

Patanjali define aqui a palavra sucessão, as mudanças que existem em relação aos momentos. Enquanto estou a pensar, muitos momentos passam, e a cada momento há uma mudança de ideia, contudo só percebemos estas mudanças no final de uma série. Desta forma, a percepção do tempo está sempre na memória. Isto é chamado de sucessão, mas para a mente que percebe a omnipresença todas estas mudanças acabaram. Tudo se tornou presente; só existe o presente, o passado e o futuro estão perdidos. Isto fica controlado e todo o conhecimento está lá num segundo. Tudo é conhecido como um clarão.

33. A resolução na ordem inversa das qualidades, perfeita por qualquer motivo de acção para o Purusha, é Kaivalya, ou o estabelecimento do poder do conhecimento em sua própria natureza.

A tarefa da Natureza está terminada, esta tarefa altruísta que a Natureza, nossa doce ama, impôs a si mesma. Por assim dizer, ela gentilmente tomou o auto-esquecido espírito pela mão e mostrou-lhe todas as experiências no universo, todas as manifestações, trazendo-o cada vez mais alto através de vários corpos, até que a glória dele voltou e ele lembrou-se da sua própria natureza. Então a dócil mãe regressou, pelo caminho que veio, para outros que também se perderam no deserto da vida sem rumo. E desta maneira ela está a trabalhar, sem começo e sem fim. E assim, através do prazer e da dor, através do bom e do mau, o infinito rio de almas está fluindo para o oceano da perfeição, da auto-realização.

Glória para aqueles que realizaram a sua própria natureza.
Que suas bênçãos estejam sobre todos nós!

APÊNDICES

REFERÊNCIAS AO YOGA
Shvetashvatara Upanishad
Capítulo II.

6. Quando o fogo é agitado, onde o ar é controlado, onde o fluxo de Soma se torna abundante, uma mente (perfeita) é criada.

8. Colocando o corpo no qual o tórax, a garganta, e a cabeça são mantidos erectos, numa postura recta, fazendo os órgãos entrarem na mente, o sábio atravessa todas as correntes de medo por meio da jangada de Brahman.

9. O homem de esforços bem regulados controla o *Prana*, e quando fica aquietado, respira pelas narinas. O sábio perseverante mantém a sua mente enquanto um cocheiro segura os cavalos rebeldes.

10. Em lugares (solitários), como cavernas nas montanhas, onde o chão é plano, livre de seixos ou areia, onde não há ruídos perturbadores de homens ou cascatas, em lugares úteis para a mente e agradáveis aos olhos, o Yoga é para ser praticado (a mente é para ser unida).

11. Como a queda de neve, a fumaça, o sol, o vento, o fogo, o vaga-lume, o raio, o cristal, a lua, estas formas, antecedendo, gradualmente manifestam o Brahman no Yoga.

12. Quando as percepções do Yoga, surgindo da terra, da água, da luz, do fogo, do éter, ocorrem, então o Yoga começou. Para quem tem um corpo feito do fogo do Yoga não vem a doença, nem a velhice, nem a morte.

13. Os primeiros sinais de entrar no Yoga são a leveza, a saúde, a pele fica lisa, a tez clara, a voz bonita, e há um odor agradável no corpo.

14. Como ouro ou prata, primeiramente cobertos com terra, etc., e depois queimados e lavados, brilham cheios de luz, então o

homem incarnado, vendo a verdade do *Atman* como um, alcança o objectivo e torna-se sem tristeza.

Yajnavalkya, citado por Sankara.

"Depois de praticar as posturas conforme desejado, de acordo com as regras, então, O Gargi, o homem que conquistou a postura praticará *Pranayama*.

"No assento da terra, espalhando a erva Kusa, e sobre isto uma pele, adorando Ganapati com frutas e doces, sentado naquele assento, colocando as mãos opostas nos joelhos, mantendo a garganta e a cabeça na mesma linha, os lábios fechados e firmes, voltado para nordeste, os olhos fixos na ponta do nariz, evitando muita comida ou jejuando, os *Nadis* devem ser purificados de acordo com a regra acima mencionada, sem a qual a prática será infrutífera, pensando em *Hum* (palavra semente), na junção do *Pingala* e *Ida* (as narinas direita e esquerda), o *Ida* deve ser preenchido com ar externo em doze *Matras* (segundos), então o Yogi medita o fogo no mesmo lugar e a palavra *Rang*, e, enquanto medita assim, lentamente rejeita o ar através do *Pingala* (narina direita). Novamente preenchendo o *Pingala*, o ar deve ser lentamente rejeitado pelo *Ida*, da mesma forma. Isso deve ser praticado por três ou quatro anos, ou três ou quatro meses, de acordo com as instruções de um Guru, em segredo (sozinho numa sala) no início da manhã, ao meio dia, à noite, e à meia-noite (até). Os nervos purificam-se e estes são os sinais: leveza do corpo, tez clara, bom apetite, audição do Nada. Então deve ser praticado *Pranayama*, composto de *Rechaka* (exalação), *Kumbhaka* (retenção), e *Puraka* (inalação).

Juntar o Prana com o Apana é o Pranayama.

"Em dezasseis *Matras* enchendo o corpo da cabeça aos pés, em trinta e dois *Matras* expulsando, com sessenta e quatro *Matras* fazendo o *Kumbhaka*.

"Há outro tipo de *Pranayama* em que, com dezesseis *Matras*, o corpo deve ser preenchido, então o *Kumbhaka* deve ser feito com sessenta e quatro, e com trinta e dois deve ser rejeitado.

"Por *Pranayama* as impurezas do corpo são expelidas; por *Dharana* as impurezas da mente; por *Pratyahara* as impurezas de apego, e por *Samadhi* é retirado tudo o que esconde a senhoria da Alma.

Sankhya
Livro III

29. Pela realização da meditação, há para o puro (o *Purusha*) todos os poderes tal como a natureza.

30. Meditação é a remoção do apego.

31. É aperfeiçoado pela supressão das modificações.

32. Pela meditação, postura e desempenho dos deveres, é aperfeiçoado.

33. Restrição do *Prana* é por meio de expulsão e retenção.

34. A postura é aquela que é estável e fácil.

36. Também pelo não-apego e prática, a meditação é aperfeiçoada.

74. Reflectindo sobre os princípios da natureza, e entregando-os como "Isto não, Isto não," a discriminação é aperfeiçoada.

Livro IV

3. Repetição, a instrução deve ser repetida.

5. Como o falcão se torna infeliz se a comida lhe é tirada, e feliz se desistir da sua situação (então quem desiste de tudo voluntariamente é feliz).

6. Como a cobra está feliz em desistir da sua velha pele.

8. Aquilo que não é um meio de libertação não é para ser pensado; torna-se uma causa de escravidão, como no caso de Bharata.

9. Da associação de muitas coisas há obstrução à meditação, através da paixão, etc., como a pulseira de conchas na mão da virgem.

10. É o mesmo, até no caso de dois.

11. Os desesperançados são felizes, tal como a moça Pingala.

13. Embora a devoção não deva ser dada aos muitos institutos e

professores, a essência deve ser tirada de todos eles, pois a abelha toma a essência de muitas flores.

14. Aquele cuja mente se tornou concentrada como a do flecheiro, não deixa a sua meditação ficar perturbada.

15. Através da transgressão das regras originais não há consecução do objectivo, como em outras coisas mundanas.

19. Por continência, reverência, e devoção ao Guru, o sucesso vem depois de muito tempo (como no caso de Indra).

20. Não há lei quanto ao tempo, como no caso de Vamadeva.

24. Ou através da associação com alguém que atingiu a perfeição.

27. Pelos prazeres o desejo não é apaziguado até mesmo com os sábios (que praticaram Yoga por muito tempo).

Livro V.

128. Os *Siddhis* alcançados pelo Yoga não devem ser negados, da mesma maneira como a recuperação através de medicamentos, etc.

Livro VI.

24. Qualquer postura que seja fácil e firme é um *Asana*; não há outra regra.

Sutra Vyasa
Capítulo IV, Seção 1.

7. A adoração é possível numa postura sentada.

8. Por causa da meditação.

9. Porque a meditar (pessoa) é comparada à terra imóvel.

10. Também porque os Smritis dizem isso.

11. Não há lei de lugar: onde quer que a mente esteja concentrada, aí devemos efectuar a adoração.

Estes vários extractos dão uma ideia do que outros sistemas da Filosofia Indiana têm a dizer sobre o Yoga.

GLOSSÁRIO
DOS TERMOS TÉCNICOS

Abhaya	Sem Medo
Abhava	Desprovido de qualidade
Abheda	Sem separação; mesmice; sem distinção.
Abhidhya	Não cobiçar os bens dos outros, não pensar em pensamentos vãos, nem pensar nos prejuízos recebidos dos outros.
Abigaca	Impedimento.
Abhimana	Orgulho.
Abhinivesa	Práticas
Acharya	Grande mestre spiritual
Adarsa	Um espelho—um termo usado às vezes para denotar o poder mais fino da visão desenvolvido pelo Yogi.
Adhidaivika	Sobrenatural.
Adhikari	Um qualificado como um buscador de sabedoria.
Aditi	O infinito, a deusa do céu.
Aditya.	O Sol.
Adityas.	Doze espíritos planetários.
Adharma	Ausência de virtude; injustiça.
Adrogha	Não prejudicar.
Adrogha-Vak	Aquele que não prejudica os outros nem mesmo por palavras.
Advaita	(A-dvaita) Não-dualismo. O sistema monístico da filosofia Vedanta.
Advaitin	Um seguidor de Advaita.
Adhyasa	Reflexão, como o cristal reflecte a cor do objecto diante dele. Sobreposição de qualidades de um objecto sobre outro, como da cobra na corda.
Agni	O Deus do fogo. Mais tarde, o Deus Supremo dos Vedas.
Aham	«EU.»
Aham-Brahmasmi	«Eu sou Brahman.»
Ahamkara	Egoismo. Autoconsciência
Ahara	Recolectar—como alimento para sustentar o corpo ou a mente.
Ahimsa	Não prejudicar em pensamento, palavra ou acção.
Ahimsaka	Aquele que pratica *Ahimsa.*
Ajna	O sexto lótus dos Yogis, correspondendo a um centro nervoso no cérebro, por detrás das sobrancelhas. Percepção divina.
Ajnata	Aquele que alcançou a sabedoria divina.
Akasha	Fluído etéreo que permeia ou impregna todo o material do universo.
Akbar	Imperador Mogul da Índia, 1542-1605.
Akhanda	Não dividido; indiviso
Akanda-Satchidananda	"O indiviso Existência-Conhecimento-Êxtase Absoluto.»
Alambana	Contemplação objectiva. As coisas que são suportes para a mente na sua jornada em direcção a Deus.
Amritatvam.	Imortalidade.
Anahata	lit. "Som sem arrebatamento." O quarto lótus dos Yogis no *Sushumna*, oposto ao ouvido.
Ananda	Felicidade.

Ananya-Bhakti	A Culto de uma Deidade em particular em preferência a todas as outras. Num maior sentido, é ver todas as Deidades como muitas formas do Deus Único. Unicidade de amor e adoração.
Anavasada	Alegria, não se tornando desanimado. Força mental e física.
Anima.	Atenuação.
Antahkarana	Orgão interno. A mente com as suas três funções, a faculdade cognitiva, a faculdade determinativa e o egoísmo.
Antaryamin	O nome de Isvara. Aquele que conhece tudo o que está a acontecer dentro (antara) de toda mente.
Antararama	O Yogi que descansa na contemplação final do Senhor Supremo (Isvara).
Anubhava	Realização.
Anuddharsa	Ausência de alegria excessiva.
Anumana	Inferência.
Anurakti	O apego que vem depois do conhecimento da natureza de Deus.
Anuraga	Grande apego a Isvara.
Anuvdda	Uma declaração referindo-se a algo já conhecido.
Apakshiyate	Decair.
Apana	Uma das cinco manifestações do *Prana*. A corrente nervosa no corpo que governa os órgãos de excreção.
Aparapratyaksha	Percepção super-sensorial.
Aparavidya	MaBaixo conhecimento; conhecimento do externo.
Aparigraha	Nã O recebimento de presentes; não ceder a luxos.
Apas	Um dos elementos; agua; líquido.
Apratikalya	Estado de resignação sublime.
Apta	Aquele que atingiu a realização de Deus; aquele que é auto-iluminado.
Aptavakyam	Palavras de um Apta.
Apura	Mérito.
Aranyakas	Os antigos Rishis, habitantes na floresta; também um nome dado aos livros compostos por eles.
Aristha	Portentos ou sinais pelos quais um Yogi pode predizer a hora exacta da sua morte.
Arjavam	Franqueza.
Arjuna	O herói do Bhagavad Gita, a quem Krishna (na forma de um cocheiro) ensinou as grandes verdades da Filosofia Vedanta.
Artha	Significado.
Arthavattva	Fruição.
Arupa	(A-rupa) Sem forma.
Aryavarta	A terra dos arianos. O nome aplicado pelos hindus ao norte da Índia.
Asamprajnata	O mais alto estado superconsciente.
Asana	Posição do corpo durante a meditação.
Asat	NãNão-ser ou existência. Oposto de Sat. Aplicado à mudança de existência do universo.
Asmita	Não-discriminação.
Acoka	Um notável Rei Budista, 259-222 aC
Acrama	Eremitério.
Asvada	Lit. "Gosto"—aplicado à faculdade mais refinada do gosto desenvolvida pelo Yogi .
Aseyam	Não roubar.
Asti	Ser ou existir.

Atharva Veda	AqAquela porção do Veda que trata de poderes psíquicos.
Athata Brahma-jijnaca	"Então, portanto, a investigação sobre Brahman." [Vedanta Sutra, 1-1-I.]
Atikranta-Chavaniya	O estágio da meditação que termina com o que é chamado de «Nuvem (ou chuva) da Virtude» *Samadhi*.
Atithi	Um convidado.
Atman	O Ser Eterno.
Avarana	Coberturas (da mente).
Avatara	Uma Incarnação Divina.
Avidya	Ignorância.
Avitti-rasakrit-upadecat	«Repetição (das funções mentais de conhecer, meditar, etc., é necessária) por conta do texto dando instruções mais de uma vez.» [Vedanta Sutra, 1-1 – IV.]
Avyaktam	Indiscriminado; indiferenciado. Estágio da natureza, onde não há manifestação.
Bahya-Bhakti	D Devoção externa (como adoração através de ritos, símbolos, cerimoniais, etc., de Deus).
Bandha	Escravidão.
Banyan-Tree	(Ficus Indica) figueira Indiana; os galhos lançam raízes no solo, os quais crescem e formam novos troncos.
Bhagavad-Gita	"A "A Canção Sagrada". Uma jóia da literatura indiana que contém a essência da Filosofia Vedanta.
Bhagavan	lit. «Possuidor de todos os poderes.» Um título que significa Grande Senhor.
Bhagavan Ramakrsna	Um grande profeta hindu e professor do século XIX, 1835-1886.
Bhagavata-Purana	Um dos principais Puranas.
Bhakta	Um grande amado de Deus.
Bhakti	Amor intenso por Deus.
Bhaki-Yoga	União com o Divino através da devoção.
Bharata	Um grande Yogi que sofreu muito com o seu apego excessivo a um veado que ele criou como animal de estimação.
Bhashya	Um comentário
Bhautika	Pertencente aos Bhutas, ou elementos.
Bhavana	Ponderar; meditação.
Bheda	Separação.
Bhikshu	Um mendigo religioso, um termo agora geralmente aplicado aos monges budistas.
Bhoga	Deleite de objectos sensoriais.
Bhoja	O anotador dos Aforismos do Yoga.
Brahma	O criador do universo.
Brahmacharya	Castidade em pensamento, palavra e acção.
Brahmacharin	Alguém que se dedicou à continência e à busca da sabedoria espiritual.
Brahman	A existência do Único, o Absoluto.
Brahmaloka	O mundo de Brahma, o mais alto dos céus.
Brahmana	Um «homem nascido duas vezes», um brâmane.
Brahmanas	Aquelas partes dos Vedas que estabelecem as regras para o emprego dos hinos nos vários cerimoniais. Cada um dos quatro Vedas tem seu próprio Brahmana.
Brahma-Sutra-Bhashya	Comentário nos aforismos do Vedanta.
Brahmavadin	Professor de Brahman, alguém que fala ou ensina Brahman ou Ser Absoluto.

Brahmayoga	O Yoga que leva à realização do Brahman. (Cap. VIII do Bhaga-vad Gita é chamado por esse nome).
Brâmane	Uma forma anglicizada de Brahmana, um membro da casta Brahmana.
Buda	lit. "O Iluminado", o nome dado a uma das maiores incarnações reconhecidas pelos hindus, nascida no século VI a.C.
Buddhi	A faculdade determinativa.
Chaitanya	Inteligência pura. Nome de um grande sábio Hindu (nascido em 1485) que é considerado uma Incarnação Divina.
Chandogya Upanishad	Um dos Upanishads mais antigos do Sama-Veda.
Charvaka	Um materialista.
Chidakaca	Um espaço do conhecimento, onde a Alma brilha em sua própria natureza.
Chitta	"Mente-material.» (O material fino do qual a mente tem sido fabricada)
Chittakaca	O espaço mental.
Dakshima	Oferenda feita a um sacerdote, ou professor, em cerimónias religiosas. Oblação
Dama	Controlo dos órgãos.
Dana	Caridade.
Dasya	"Servidão»; o estado de ser um servo devoto de Deus.
Daya	Misericórdia, compaixão, fazendo o bem aos outros sem esper-ança de retorno.
Deha	Matéria, corpo bruto.
Devadatta	«Deus dado.»
Devas	Os"seres brilhantes", seres semi-divinos representando estados alcançados pelos trabalhadores do bem.
Devaloka	Morada dos deuses.
Devayana	O trajecto que leva à esfera dos deuses ou aos diferentes céus.
Devi-Bhagavata	Um dos Puranas, que descreve as acções da Mãe Divina.
Dharana	Mantendo a mente num pensamento por doze segundos. Concentração.
Dharma	Virtude. Dever religioso.
Dharma-megha	"Nuvem de virtude" (aplicada a uma espécie de *Samadhi*).
Dhyana	Meditação.
Dhyanamarga	O caminho para o conhecimento através da meditação.
Dvandas	Dualidades na natureza, como calor e frio, prazer e dor, etc., etc.
Dvesha	Aversão.
Dyava-Prithivi	Céu (e) Terra.
Ekagra	Estado de espírito concentrado.
Ekam	Unicidade
Eka-nistha	Intensa devoção a um ideal escolhido.
Ekanta-Bhakti	Unicidade de amor e devoção a Deus.
Ekatma-Vadam	Mo Monismo. A teoria, segundo a qual existe apenas a Entidade de inteligência. Idealismo puro.
Ekayana	A única permanência ou apoio de todas as coisas – consequen-temente o Senhor.
Ganapati	Uma das divindades hindus.
Ganesha	Deus de sabedoria e "removedor de obstáculos". Ele é sempre invocado no começo de todo o empreendimento importante.
Gargi	Uma mulher sábia mencionada nos Upanishads. Ela praticou Yoga e alcançou o mais alto estado superconsciente.

Gauni	Estágio preparatório do Bhakti-Yoga .
Gayatri	Verso sagrado dos Vedas.Um dos mais sagrados mantras.
Ghata	Um jarro.
Gopis	Pastoras, adoradoras de Krishna.
Grahama	Percepção sensorial.
Grihastha	Um chefe de família.
Gunas	Qualidades, atributos.
Guru	lit. "O dissipador das trevas". Um professor religioso que remove a ignorância do aluno. O verdadeiro guru é um transmissor do impulso espiritual que acelera o espírito e desperta uma genuína sede de religião.
Hamsa	O Jiva, ou alma individual.
Hanuman	O grande herói bhakta do Ramayana .
Hari	lit. "Aquele que rouba os corações e a razão de todos por via da sua beleza", consequentemente o Senhor, um nome de Deus.
Hatha Yoga	A ciência do controlo do corpo e da mente, mas sem um fim espiritual em vista, a perfeição corporal é o único objectivo.
Hatha-Yogi (ou Yogin)	Aquele que pratica Hatha Yoga.
Hiranyagarbha	lit. "Dourado e germe". Aplicado a Brahma, o Criador, como produzindo o universo a partir de Si mesmo.
Hum	Uma palavra mística usada na meditação como símbolo da mais alta Felicidade.Beatitude.
Ida	A corrente nervosa no lado esquerdo da espinal medula; a narina esquerda.
Indra	Regente dos deuses.
Indriyani	Órgãos sensoriais.
Indriyas	Os órgãos internos da percepção.
Isana	Um dos devas.
Ishtam	Ideal escolhido (de "ish ", para desejar). Esse aspecto de Deus que mais atrai.
Ishta nistha	Devoção a um ideal.
Ishtapurta	As obras que trazem como recompensa os prazeres dos céus.
Isvara	O Governante supremo; a mais alta concepção possível através da razão, do Absoluto, que está além de todo o pensamento.
Isvarapranidhana	Meditação em Isvara.
Isvara Pranidhanadva	Um Sutra de Patanjali—intitulado «Pela adoração do Senhor Supremo».
Jada	Inanimado.
Jagrati	Estado de vigília. Lucubração
Jati	Casta.Nascença
Jayate	Para nascer.
Jiva	A alma individual. O único Eu aparecendo como separado em diferentes entidades; correspondendo ao uso ordinário da palavra "alma ". «
Jivatman	O *Atman* manifestando-se como o Jiva.
Jivan Mukta	lit. "Liberdade Viva." Aquele que alcançou a libertação (Mukti) mesmo enquanto está no corpo.
Jnana	Inteligência pura. Conhecimento.
Jnana-chaksu	Alguém cuja visão foi purificada pela realização do Divino.
Jnanakanda	A porção de conhecimento ou filosofia dos Vedas.
Jnana-yajna	«SaSabedoria-Sacrificio.» Perfeito abnegação, pureza e bondade que levam a *Jnana*, ou suprema sabedoria (Moksha)

Jnani [ou Jnanin]	Aquele que busca a libertação através da razão pura ou filosofia.
Kaivalya	Isolamento. Unidade com o Ser Absoluto.
Kala	Tempo.
Kalpa	Um ciclo (em evolução).
Kalyana	Bênçãos
Kama	Desejos.
Kapila	Autor da Filosofia *Sankhya* e pai dos evolucionistas hindus.
Kapilavastu	Local de nascimento de Gautama, o Buddha.
Karika	Um comentário em execução.
Karma	Trabalho ou acção, também efeitos de acções; a lei de causa e efeito no mundo moral.
Karmakanda	A parte ritualística dos Vedas.
Karamendriyas	Órgãos de acção.
Karma Yoga	União com o Divino através do desempenho desinteressado do dever.
Khanda	Diferenciada ou dividida; divisão.
Klesa	Problemas.
Krsna	Uma Incarnação de Deus que apareceu na Índia por volta de 1400 a.C. Muitos dos seus ensinamentos estão incorporados no Bhagavad Gita.
Kriya	Acção, ritual, cerimonial.
Kriyamana	O *Karma* que estamos a fazer no presente.
Kriya-Yoga	PreYoga preliminar, o desempenho de certos actos como levar a mente cada vez mais alto.
Kshana	Momentos
Kshatriya	Membro da casta guerreira (ou segunda) da antiga Índia.
Kshetra	lit. "O perecível", também "um campo". Aplicado ao corpo huma-no (como campo de acção).
Kshetrajna	O conhecedor de Kshetra. (Gita, cap. XII.) A alma.
Kumbhaka	Retenção da respiração na prática de *Pranayama*.
Kundalini	lit."O enrolado". A energia remanescente, localizada de acordo com os Yogis, na base da espinal medula, e que nos homens comuns produz sonhos, imaginação, percepções psíquicas, etc., e que, quando plenamente despertada e purificada, leva à percepção directa de Deus.
Kunti	A mãe dos cinco Pandavas, os heróis que se opunham aos Kauravas na batalha de Kurukshetra, cujo relato forma o tema principal do Mahabharata, o épico indiano.
Kurma	O nome de um nervo sobre o qual os iogues meditam.
Kurma Purana	Um dos dezoito principais Puranas.
Kusa	Um tipo de erva indiana usada em ritos religiosos.
Madhubhumiba	O segundo estágio do Yogi quando ele ultrapassa a condição argumentativa.
Madhumati	lit. "melado." O estado quando o conhecimento dá satisfação como o mel.
Mathura	Doce. Essa forma de bhakti na qual a relação do devoto para com Deus é como a de uma esposa amorosa com o marido.
Madvacharya	Comentador da escola dualista da filosofia Vedanta.
Mahat	lit. "O grande." Inteligência cósmica.
Mahattattva	Grande princípio. O oceano da inteligência evoluiu primeiro de natureza indiscreta, de acordo com a filosofia *Sankhya* .
Mahayoga	lit. "Grande união". Vendo o Eu como um com Deus.

Maitriya	lit. «Cheio de compaixão.» O nome de um sábio hindu.
Manas	A faculdade deliberativa da mente.
Mantra	Qualquer oração, verso sagrado, palavra sagrada ou mística recitada ou contemplada durante a adoração.
Mantra-drashta	«Vidente de pensamento.» Um possuidor de conhecimento super-sensório.
Manipura	lit."Cheio de jóias." O terceiro lótus dos Yogis, oposto ao umbigo (no *Sushumna*).
Matras.	Segundos.
Matha.	Mosteiro.
Mathura [agora conhe-cido como "Muttra"].	Local de nascimento de Krishna .
Maya	Confundindo o irreal e fenomenal com o real e eterno [número?]. Comummente traduzido como "ilusão". (lit. "que confunde toda a medição")
Mimansa	lit. "Solução de um problema." Uma das seis escolas de filosofia indiana.
Moksha	Liberdade, libertação (Mukti).
Moksha-dharma	As virtudes que levam à libertação da alma.
Mrtyu	Morte. Outro nome para o *Yama.*
Mukti	Emancipação do renascimento
Muladhara	O lótus básico dos Yogis.
Mumukcutvam	Desejo de libertação.
Mundaka-Upanishad	Um dos doze principais Upanishads.
Muni	Um sábio (religioso).
Nada	Som, mais fino do que é ouvido pelos nossos ouvidos.
Nada-Brahma	O "som – Brahman". O Om, aquela Palavra indiferenciada, a qual produziu toda a manifestação.
Nadi	Um tubo ao longo do qual algo flui—como as correntes de sangue, ou energias nervosas.
Nadi suddhi	lit. «Purificação do canal através do qual as correntes nervosas fluem.» Um dos exercícios respiratórios elementares.
Naicthika	Possuidor de uma singeleza de devoção a um alto ideal de vida.
Namah	Saudação.
Nama-rupa	Nome e forma.
Namasakti	O poder do nome de Deus.
Narada	O grande sábio «inebriado por Deus» da antiga Índia, que tem a fama de possuir todos os «poderes» descritos na filosofia do Yoga.
Narada Sutra	Os Aforismos de Narada em Bhakti.
Narayama	«Movedor nas águas», um título de Vishnu.
Nataraja	lit. «Senhor do palco.» Às vezes usado para Deus como o Senhor deste vasto estágio do universo.
"Neti, Neti "	"Nem isto, nem aquilo."
Nimitta	Causa operativa.
Niralambana	lit. «Sem apoio», um estágio muito alto de meditação, de acordo com a filosofia do Yoga.
Nirbija	lit. "Sem semente." A mais alta forma de *Samadhi* ou estado superconsciente da mente de acordo com a filosofia do Yoga.
Nirguna	Sem atributos ou qualidades.
Nishkamakarma	Acção altruísta. Fazer bons actos sem se importar com os resultados.

Nitya	Permanente, eterno.
Nirukta	Ciência que trata da etimologia e do significado das palavras.
Nirvana	Liberdade: extinção ou "apagar" desilusões.
Nirvichara	Sem discriminação.
Nirvikalpa	Imutável.
Nirvitarka	Sem dúvida ou raciocínio.
Nivritti	«Revolvendo longe de.»
Nishtha	Unicidade de apego.
Niyama	As virtudes da limpeza, contentamento, mortificação, estudo e auto-disciplina.
Ojas	lit. «A iluminação ou brilhante.» A mais alta forma de energia alcançada por uma prática constante de continência e pureza.
Om or Omkara	A palavra mais sagrada dos Vedas.Uma palavra simbólica, significando o Ser Supremo, o Oceano de Conhecimento e Felicidade Absoluta.
Om tat sat	lit. «Om Aquela Existência.» Aquele Oceano do Conhecimento e Felicidade Absoluta, a única Realidade.
Pada	Capítulo.
Para	Supremo.
Para-Bhakti	Devoção suprema.
Paramahamsa	Alma suprema.
Paravidya	Maior conhecimento
Parinamate	Para amadurecer.
Parjanya	Deus da chuva e das nuvens.
Patanjali	Fundador da Escola da Filosofia do Yoga
Pingala	A corrente nervosa no lado direito da espinal medula; também a narina direita.
Pitris	Uma cortesã que abandonou a sua vida cruel e se tornou notável pela sua piedade e virtude.
Pradhana	Antepassados, antecessores.
Prajna	lit. «O chefe». O elemento principal; um nome usado para a natureza na filosofia Sankya.
Prajnajyati	Maior conhecimento que conduz à realização da Deidade. Aquele que foi iluminado com conhecimento transcendendo os sentidos.
Nyaya	A escola indiana da Lógica. A ciência da filosofia lógica.
Om ou Omkara	A palavra mais sagrada dos Vedas.
Prakriti	Natureza.
Prakrtilayas	Almas que possuem todos os poderes que a natureza tem tornando-se unidade com a natureza.
Praidda	O chefe dos bhaktas. [Devotos]
Pramana	Meios de prova.
Pramiya	Cognição correcta.
Prana	A soma total da energia cósmica, as forças vitais do corpo.
Pranayama	Controlando o *Prana*.
Pranidhana	Incessante devoção.
Prarabdha	As obras ou *Karma* cujos frutos começamos a colher nesta vida.
Prasankhyana	Contemplação abstracta.
Prathamakalpika	Condição argumentativa do Yogi consciente.
Pratibha	Iluminação divina.

Pratika	lit. «Indo em direcção a.» Um símbolo finito levantado para o infinito Brahman.
Pratima	O uso de imagens como símbolos.
Prativishaya	A Aquilo que é aplicado aos diferentes objectos, isto é, os órgãos dos sentidos.
Pratyahara	Tornando a mente introspectiva.
Pratyagatman	O eu interno; o auto-luminoso.
Pratyaksham	Percepção directa.
Pravritti	«Revolvendo em direcção a.»
Pritti	Prazer em Deus.
Prithivi	Um dos elementos; terra; sólidos.
Puraka	Inalação.
Puranas	Escritos contendo a mitologia hindu.
Purusha	A alma.
Purva-paksha	A visão prima facie (à primeira vista)
Qu›ran	As Escrituras Maometanas.
Raga	Apego às coisas que agradam os sentidos.
Raganuga	A mais elevada forma de amor e apego ao Senhor.
Rajá	lit. «Para brilhar.» Régio.
Rajas	Actvidade. Um dos três princípios que formam a essência da natureza.
Raja Yoga	lit. « Yoga Real». A ciência de conquistar a natureza interna, com o propósito de realizar a Divindade no interior.
Rakshasa	Um demónio.
Ramanjua	Um comentador notável da Escola de Filosofia Vishictadvaita (monista qualificado).
Rama	Uma Incarnação de Deus e herói do célebre épico—o «Ramaya-na «.
Ramayana	Um célebre poema épico indiano escrito por Valmiki, um sábio.
Tocou	Uma palavra simbólica para a mais alta sabedoria.
Rasayanas	Os alquimistas da antiga Índia.
Rechaka	Exalação.
Rg-Veda	Parte mais antiga dos Vedas, composta de hinos (cânticos religiosos).
Rishi	lit. «Vidente de mantras « (pensamentos). Um possuidor de conhecimento super-sensorial.
Ritambharaprajna	Aquele cujo conhecimento é apoio da verdade.
Rudra	Um nome de um deus Védico.
Sabda	Som.
Sabdabrahima	A palavra criativa correspondente ao Logos.
Sabda Nishtham Jagat	«Através do som, o mundo permanece.»
Sabija Yoga	Meditação "semeada" (é onde todas as sementes do futuro *Karma* ainda não foram destruídas).
Saguna	Com qualidades.
Saguna-Brahma	O Brahman qualificado ou mais baixo.
Saguna-vidya	Conhecimento qualificado
Sahasrara	O "lótus de mil pétalas", uma expressão metafórica dos Yogis descrevendo o cérebro.
Sakhya	Amizade.
Sakti	Poder.
Salokya	Morando na presença de Deus.

Sama	Não permitindo que a mente se externalize.
Sama-Veda	A parte do hino do Veda, ou a parte que foi cantada durante as cerimónias.
Samadhi	Superconsciência
Samadhana	Prática constante.
Samana	A corrente nervosa que controla a função da digestão.
Camanyatadrishta	Inferência baseada no raciocínio superficial.
Samapatti	lit. «Tesouros». Usado na filosofia do Yoga para indicar os diferentes estágios da meditação.
Samasti	O universal.
Samipya	Proximidade a Deus.
Samprajnata	O primeiro estágio da superconsciência que vem através da meditação profunda.
Samsara	Ciclo sem fim de manifestação.
Samskaras	Impressões no material mental que produzem hábitos.
Samyama	lit.»Controlo». Na filosofia do Yoga é tecnicamente usada para o controlo perfeito dos poderes da mente, através dos quais o Yogi pode conhecer qualquer coisa no universo.
Sanandam	O "*Samadhi* beatífico». O terceiro passo do *Samprajnata Samadhi*. O objecto da meditação nesse estado é o «órgão pensante», desprovido de actividade e embotamento. (*Rajas* e *Tamas*)
Sanchita	O *Karma* armazenado, passado, cujos frutos não estamos a colher agora, mas que teremos que colher no futuro.
Sandilya	Escritor dos Aforismos do Amor Divino (Bhakti) do ponto de vista de Advaita.
Sankaracharya	O grande expoente e comentador da escola não-dualista de Vedanta. Ele supostamente viveu na Índia no século VIII D.C.
Sankhya	lit. "Que revela perfeitamente." O nome de um famoso sistema de filosofia indiana, fundado pelo grande sábio Kapila.
Sankocha	Encolhendo, contracção ou não-manifestação.
Sannyasa	Renúncia completa a todas as posições, propriedades e nomes mundanos.
Sannyasin	Aquele que faz Sannyasa, e vive uma vida de auto-sacrifício, dedicando-se inteiramente à religião.
Papai Noel	Amor pacífico ou gentil.
Santa Bhakta	Um devoto que alcançou a paz através do caminho do amor divino.
Santih	Paz.
Santosha	Contentamento.
Sarupya	Desenvolvimento semelhante a Deus.
Sastra	Livros reconhecidos como autoridade divina. Sagradas Escrituras.
Sáb	Existência absoluta.
Satchidananda	"E Existência —Conhecimento —Beatitude."
Sattva	Material de esclarecimento. Luz. Um dos três princípios que formam a essência da natureza.
Sattva-purshanvatakhyati	A percepção do Eu como diferente dos princípios da natureza.
Sattvika.	Tendo a qualidade *Sattva* altamente desenvolvida, consequentemente a pessoa é pura e santa.
Satyam	Veracidade.

Saucham	Limpeza.
Savichara	Com discriminação. (Um modo de meditação)
Savitarka	Meditação com raciocínio ou pergunta.
Sayujya	União com Brahman.
Sakshi	Testemunha.
Siddha-Guru	Um professor que atingiu Mukti.
Siddhanta	Conhecimento decisivo.
Siddhas	Seres semi-divinos, ou Yogis, que alcançaram poderes sobre-naturais.
Siddhis	Os poderes sobrenaturais que vêm através da prática do Yoga.
Siksha	A ciência que lida com a pronúncia e acentos.
Sishya	Um estudante ou discípulo de um guru.
Shiva	O "Destruidor» da trindade hindu. Às vezes considerado na mitologia hindu como o único Deus.
Shivoham	«Eu sou Shiva « (ou felicidade eterna).
Sloka	Versículo.
Smriti	(1)Memória. (2) Qualquer livro religioso autorizativo, excepto os Vedas.
Soham	«Eu sou Ele.»
Soma	Uma determinada planta, cujo suco foi usado nos antigos sacrifícios.
Sphota	O material perpétuo e essencial de todas as ideias ou nomes, o que torna as palavras possíveis, mas não é uma palavra definida num estado totalmente formado. O inefável Manifestador por detrás de todo o universo expresso e sensível. O poder através do qual o Senhor cria o universo. O seu símbolo é o eterno Om.
Sraddha	Forte fé na religião.
Sravana	(1) Ouvir, os ouvidos. (2) O poder mais fino da audição desen-volvido pelo Yogi.
Sri	Santo, ou abençoado.
Sri Bhashya	Nome do qualificado comentário não-dualista do Vedanta por Ramanuja
Srotiyas	lit. "Nascido nobre" ou nascido de uma família nobre. Os estu-dantes hindus que conhecem os Vedas de cor.
Sruti	Os Vedas, assim chamados porque foram transmitidos oral-mente de pai para filho em tempos antigos. Os Vedas são con-siderados por todos os hindus ortodoxos como revelação divina e como autoridade suprema em assuntos religiosos.
Sthiti	Estabilidade.
Sthula Sharira	Corpo bruto.
Sukshma Sharira (às vezes chamado " Linga Sharira "	Corpo fino ou subtil.
Sunya Vada	Doutrina do vazio, niilismo.
Sushupti	Sono profundo e sem sonhos.
Sushumna	O Nome dado pelos Yogis ao canal oco que atravessa o centro da espinal medula.
Sutra	lit. «Fio». Geralmente significa aforismo.
Svadhisthana	lit. «Morada do Eu». Segundo lótus dos Yogis, entre a base da coluna vertebral e o umbigo.
Svadhyaya	Estudo.

Svaha!	"Que seja perpetuado" ou "assim seja". Uma expressão usada para fazer a oblação.
Svapna	O estado de sonho
Svapnecvara	Comentador dos Aforismos de Sandilya.
Svasti	Uma bênção, que significa "o bem esteja em ti".
Svati	Nome de uma estrela
Svarga	Céu.
Swami	Um título que significa «mestre» ou «professor espiritual».
Shvetashvatara-Upanishad	Um dos principais Upanishads do Yajur-Veda.
Tadiyata	lit. "Seu estado." O estado em que um homem se esqueceu completamente, no seu amor pelo Senhor, e não sente que algo lhe pertence pessoalmente.
Tamas	«Escuridão», inércia.
Tanmatras	Material fino.
Tantras	LivLivros considerados sagrados por uma determinada seita na Índia.
Tântricos	Seguidores dos Tantra.
Tapas	Controlar o corpo por jejum ou outros meios. Austeridade.
Taraka	Salvador.
Tarka	Questão ou raciocínio.
«Tat tvam asi «.	«Que tu és.»
Tattvas	Categorias, princípios, verdades.
Tejas	Um dos elementos; fogo; calor.
Titiksha	Paciência ideal. «Todo-sofrimento».
Trishna	Sede, desejo.
Tulsidas	Um grande sábio e poeta que popularizou o famoso épico, o Ramayana, traduzindo-o do sânscrito para o dialecto hindustano.
Turiya	O quarto, ou o maior estado da consciência.
Tyaga	Renúncia.
Udana	Corrente nervosa que rege os órgãos da fala, etc.
Uddharsa	Divertimento excessivo.
Udgitha	lit. "Aquilo que é cantado em voz alta", daí o Pravana ou Om.
Udgatha	Despertando a *Kundalini*.
Upadana	A causa material do mundo.
Upadhi	Limitar o acessório, secundário.
Uparati	Não pensar em coisas dos sentidos; descontinuar as observâncias religiosas externas.
Upayapratyaya	Um estado de meditação abstracta.
Uttara Gita	O nome de um livro supostamente relacionado por Sri Krishna para a instrução adicional de Arjuna.
Uttara Mimansa	Outro nome para a filosofia Vedanta, escrito originalmente na forma de aforismos por Vyasa.
Vach ou Vak	lit. "discurso". A Palavra, o Logos.
Vada	Conhecimento argumentativo.
Vairagyam	Não-apego às atracções dos sentidos. Renúncia.
Vaiseshika	Um ramo da escola de filosofia Nyasa; a escola Atómica.
Vaishnavas	Os seguidores ou adoradores de Vishnu, que formam uma das principais seitas religiosas hindus.
Vamadeva	Um grande Rishi que possuía a mais alta iluminação espiritual desde o tempo do seu nascimento.

Vanaprastha	A vida na floresta. Terceiro dos quatro estágios em que a vida de um homem foi dividida, na antiga Índia.
Varaha Purana	Um dos dezoito princípios Puranas.
Vardado	Crescer.
Vartikam	Uma nota explicativa concisa.
Varuna	O velho deus Védico do céu.
Vasana	Um hábito ou tendência surgindo de uma impressão que permanece inconscientemente na mente do *Karma* passado.
Vasudeva	Manifestação do mais alto Ser.
Vatsalya	A afeição dos pais pelas crianças.
Vayu	lit. «A vibração». O ar.
Vedana	O poder do fino sentir desenvolvido pelo Yogi.
Vedas	As Escrituras Hindus, consistindo do Rg-Veda, o Yajur-Veda, o Sama-Veda, o *Artha*rva-Veda; também os Brah*Manas* e os Upanishads ; compreendendo os hinos, rituais e filosofia da religião hindu.
Vedanta	A filosofia final dos Vedas, como expressa nos Upanishads. O sistema filosófico que abrange todos os sistemas indianos de filosofia—o monista, o mono-dualista e o dualista.
Vedavai anantah	Uma citação dos Vedas, que significa "As Escrituras são infinitas".
Vidcha	Desincorporado ou inconsciente do corpo.
Vidya	Ciência ou conhecimento.
Vidvan	Aquele que sabe.
Vijnana	O conhecimento superior.
Vikalpa	Ilusão verbal, dúvida, noção, fantasia.
Vikaranabhava	Percepção não instrumental.
Vikshipta	Um estado de espírito disperso ou confuso.
Vimoksha	Ausência de desejo. Liberdade absoluta.
Vina	Um instrumento musical de cordas da Índia.
Viparyaya	Falsa concepção de uma coisa cuja forma real não corresponde àquela concepção, como madrepérola confundida com prata.
Vipra	Um sábio que nasceu e gerou um Brâmane.
Viraka	De Intensa desgraça devido à separação do amado.
Virya	Força, energia
Vishnu	O "preservador" da trindade hindu, que cuida do universo, e que incarna de tempos em tempos para ajudar a humanidade.
Visishtadvaita	Não-dualismo qualificado. Uma escola de filosofia indiana, fundada por Ramanuja, um grande reformador religioso, o qual ensina que a alma individual é uma parte de Deus.
Visishtadvaitin	Um seguidor da escola de filosofia acima referida; um não-dualista qualificado.
Visoka	"Sem tristeza".
Vivekananda	«Bem-aventurança na discriminação.»
Vitarka	Questionamento ou investigação filosófica.
Viveka	Discriminação (do verdadeiro do falso).
Visuddha	O quinto lótus dos Yogis, oposto à garganta (no *Sushumna*).
Vraja	Um subúrbio da cidade de Muttra, onde Krishna brincou na sua infância.
Vrinda	O assistente do principal Gopi.
Vritti	lit. "O redemoinho." Forma de onda no *Chitta*; uma modificação da mente.
Vyana	A corrente nervosa que circula por todo o corpo.

Vyasa	lit. "Alguém que expõe" (como comentador). Um Vyasa foi o autor do Mahabharata e do Uttara Mimansa.
Vyasa Sutras	Os Aforismos Vedanta de Vyasa.
Vyasti	O particular (em oposição ao universal).
Vyutthana	Acordar ou retornar à consciência após a meditação abstracta.
Yajur-Veda	A parte ritualística dos Vedas.
Yama	A purificação interna através do treino moral, preparatório para o Yoga. O deus da morte, assim chamado pelo seu poder de autocontrolo.
Yoga	Juntar; união do eu inferior com o eu superior, por meio do controlo mental. Qualquer tipo de cultura que nos leve a Deus.
Yoga Sutra	Aforismo no Yoga.
Yogi	Aquele que pratica Yoga.
Yudhisthira	Um grande imperador hindu que viveu por volta de 1400 aC Ele foi um dos cinco Pandavas.
Yuga	Um ciclo ou era do mundo. O presente ciclo é conhecido na Índia como "Kali-Yuga «ou» Idade do Ferro «.

www.ingramcontent.com/pod-product-compliance
Lightning Source LLC
Chambersburg PA
CBHW020612270326
41927CB00005B/290